ernst reinhardt verlag logo: reinhardt

WEGE DER PSYCHOTHERAPIE

Petra Meibert

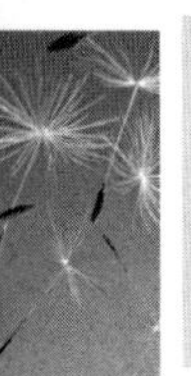

Achtsamkeitsbasierte Therapie und Stressreduktion MBCT/MBSR

Unter Mitarbeit von Jörg Meibert

Mit 3 Abbildungen und 2 Tabellen

Ernst Reinhardt Verlag München Basel

Dipl. Psychologin *Petra Meibert*, Essen, deutschlandweit aktiv in Ausbildung und Verbreitung von MBCT (Mindfulness-Based-Cognitive Therapy), hat an verschiedenen Forschungsprojekten zur MBCT mitgearbeitet. Sie ist seit 2005 als Ausbilderin für MBSR sowie MBCT tätig und ist spezialisiert in Methoden der humanistischen Psychotherapie.

Bibliografische Information der Deutschen Nationalbibliothek

Die Deutsche Nationalbibliothek verzeichnet diese Publikation in der Deutschen Nationalbibliografie; detaillierte bibliografische Daten sind im Internet über <http://dnb.d-nb.de> abrufbar.

ISBN 978-3-497-02590-9 (Print)
ISBN 978-3-497-60245-2 (E-Book)

Printed in Germany
Reihenkonzeption Umschlag: Oliver Linke, Hohenschäftlarn
Covermotiv: © emmi / Fotolia.com
Satz: FELSBERG Satz & Layout, Göttingen

Ernst Reinhardt Verlag, Kemnatenstr. 46, D-80639 München
Net: www.reinhardt-verlag.de E-Mail: info@reinhardt-verlag.de

Inhalt

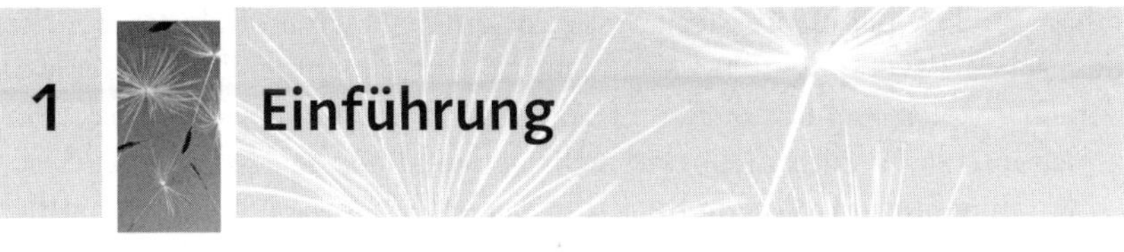

1 Einführung

Schon seit über 30 Jahren beschäftigen sich Psychologen mit der Integration von Meditation in die Behandlung von psychischen und auch körperlichen bzw. psychosomatischen Erkrankungen. Dabei hat diese Integration eine spannende Entwicklung genommen und heute sind Achtsamkeit und Akzeptanz als grundlegende Prinzipien aus der Psychotherapie nicht mehr wegzudenken.

In den 1960er und 1970er Jahren wurden wissenschaftliche Studien zu den Auswirkungen von Meditation auf die menschliche Gesundheit durchgeführt (u.a. Benson/Wallace 1971). Diese bezogen sich hauptsächlich auf die Wirkung von Konzentrationsmeditation wie z.B. der Transzendentalen Meditation und untersuchten physiologische Parameter wie Blutdruck, Puls, Hautwiderstand etc. Der Kardiologe und Pionier der Mind-Body-Medicine Herbert Benson (Benson et al. 1994; Benson/Klipper 2000) nutzte Meditation zur Behandlung von Herzerkrankungen mit guten Erfolgen. 1977 rief die American Psychiatric Association dazu auf, die klinische Wirksamkeit von Meditation stärker zu untersuchen. Als dann in den 1980er Jahren weitere Pioniere der Anwendung von Achtsamkeit im klinischen Kontext wie Marsha Linehan (1993a,b) und Jon Kabat-Zinn (1990) Therapieansätze entwickelten, bei denen das Üben von Achtsamkeit eine wesentliche Rolle spielte, rückte die Achtsamkeitsmeditation oder auch Einsichtsmeditation in den Fokus der wissenschaftlichen Forschung. Es gibt zurzeit ein exponentielles Wachstum an Studien (siehe Kapitel 5), und es ist davon auszugehen, dass sich nicht zuletzt aufgrund dieser Entwicklung achtsamkeitsbasierte Ansätze stark verbreitet haben. Sie stoßen in allen Bereichen der Gesellschaft auf großes Interesse, wie in der Psychotherapie (ambulant und stationär), in der Mind-Body Medicine sowie in der psychosomatischen Medizin und Psychiatrie, im Coaching, als Stressbewältigungsmethode, in der (psychologischen) betrieblichen Gesundheitsförderung und Prävention, in der Paarberatung, im Erziehungswesen und in Schulen sowie in Wirtschaft und Politik im Rahmen von Führungs- und Managementseminaren.

Spätestens seit der Veröffentlichung der ersten randomisierten Wirksamkeitsstudien zu Mindfulness-based Cognitive Therapy (MBCT) zur Rückfallprophylaxe bei Depressionen ist Achtsamkeit auch im Rahmen der akademischen Psychologie angekommen. Es gibt zunehmendes Interesse an den Prinzipien Achtsamkeit und Akzeptanz. Methoden, die diese Prinzipien nutzen, werden mehr und mehr in den klinischen Alltag integriert.

Wir möchten in diesem Buch die beiden am besten wissenschaftlich untersuchten achtsamkeitsbasierten Ansätze Mindfulness-based Stress Reduction (MBSR; Deutsch: Stressbewältigung durch Achtsamkeit) und Mindfulness-based Cognitive Therapy, MBCT; Deutsch: Achtsamkeitsbasierte kognitive Therapie), vorstellen. Diese beiden Ansätze sind strukturierte erfahrungs- und übungsorientierte Gruppenprogramme, in denen die Entwicklung und das Üben von Achtsamkeit als zentrales Therapieprinzip angesehen werden. Aber wir möchten auch auf die Hintergründe von Achtsamkeit und deren buddhistische Wurzeln eingehen sowie die Wirkmechanismen, soweit sie erforscht sind.

Wir hoffen mit diesem Buch einen Einblick in die klinische Anwendung von Achtsamkeit und Akzeptanz vermitteln zu können. Gleichzeitig liegt es uns am Herzen, das Diskussionsfeld zu erweitern und zu zeigen, dass Achtsamkeit weit mehr ist als eine therapeutische Methode. Achtsamkeit als Lebenshaltung hat das Potential, unsere Beziehung zu uns selbst, zu anderen und zum Leben grundlegend zu transformieren. In dem Sinne ist sie sowohl für Behandler als auch für Klienten und Patienten gleichermaßen transformierend. In der buddhistischen Tradition ist Achtsamkeit einer von sieben Erleuchtungsfaktoren und damit ein wesentlicher Pfeiler der Lehren und der Praxis, die zur Befreiung von Geist und Herz führen (von Allmen 2007). In der westlichen Psychotherapie, wenn in der Tiefe erfasst und nicht bloß auf eine weitere Technik reduziert, hat die Auseinandersetzung mit Achtsamkeit als Geistesschulung das Potential, einen Paradigmenwechsel in Bezug auf psychische Störungen und ihre Behandlung einzuleiten.

Wir wünschen uns, dass diese Auseinandersetzung noch viele Jahre anhält, sich vertieft und fruchtbare Weiterentwicklungen mit sich bringt, um für möglichst viele Menschen in den verschiedenen Lebens- und Arbeitskontexten die heilsame Wirkung von Achtsamkeit zugänglich zu machen.

1.1 Achtsamkeit in der Psychotherapie – ein kurzer Überblick

Seit Anfang der 1970er Jahre wurden eine Reihe strukturierter, achtsamkeitsbasierter Programme zur Behandlung von Menschen mit verschiedenen psychischen aber auch körperlichen Erkrankungen entwickelt, die neben verhaltenstherapeutischen Prinzipien verstärkt Achtsamkeit und Akzeptanz berücksichtigen (Heidenreich/Michalak 2003). Allgemeines Ziel achtsamkeitsbasierter Ansätze ist die Förderung einer bewussten, wachen und selbstbestimmten Lebensgestaltung und somit eine Verbesserung der Lebensqualität. Dabei werden eine positive Geisteshaltung sowie ein gesundheitsförderlicher Umgang mit den unvermeidbaren Schwierigkeiten und Herausforderungen des Lebens angestrebt. Insgesamt geht es bei der Übung der Achtsamkeit stets um die Reduzierung von Leiden, wie auch immer dieses geartet sein mag, ob körperlich oder psychisch, ob chronisch oder akut, ob schwerwiegend oder alltäglich. Diese Wirkung von Achtsamkeit wird durch eine große Anzahl wissenschaftlicher Studien für eine Vielzahl von Problemen und Erkrankungen belegt. Hierbei zeigt sich auch, dass Achtsamkeit das Wohlbefinden sowie die Lebenszufriedenheit steigert und die kognitive Leistungsfähigkeit und Flexibilität erhöht (u. a. Hölzel/Brähler 2015; Meibert et al. 2011).

Ein Ansatz, der Achtsamkeit als zentrale Intervention vermittelt, ist die „Achtsamkeitsbasierte Stressreduktion“ (Mindfulness-based Stress Reduction, MBSR; Kabat-Zinn 1990). Empirische Unterstützung für die Wirksamkeit des Programms gibt es z. B. bei Schmerzsyndromen, Angstpatienten, Psoriasis, Stress- und Angstsymptomen, Fibromyalgie und Krebserkrankungen. Zudem gibt es Studien zu Effekten auf die Immunfunktion. Mehrere Metaanalysen zu MBSR kommen übereinstimmend zu dem Ergebnis, dass es insgesamt konsistente Wirksamkeitsnachweise für diese Methode gibt (für eine Übersicht siehe Michalak et al. 2006).

Darüber hinaus weisen erste Ergebnisse darauf hin, dass eine Ergänzung psychotherapeutischer Einzeltherapie mit MBSR zur Verkürzung der Therapiedauer mit verbesserter Zielerreichung führt (Weiss et al. 2005).

Die theoretische Basis der Anwendung achtsamkeitsbasierter Methoden in der Psychotherapie beruht auf der Sicht, dass ein kontraphobischer Umgang mit negativen Emotionen wie Angst, Trauer oder Wut (Seligman 2009) als problemverstärkend erachtet wird. Schulenübergreifend sind sich Kliniker und Forscher einig, dass Vermeidungsverhalten im Umgang mit unangenehmen Erfahrungen als eine wesentliche Ursache für psychische Probleme angesehen werden kann. In den kognitiven Theorien wird die Tendenz zum Vermeidungsverhalten als experiential avoidance operationalisiert (Kumar et al. 2008; Roemer/Orsillo 2009) und gilt störungsübergreifend als ein wichtiger Vulnerabilitätsfaktor sowie als eine aufrechterhaltende Bedingung für psychische Erkrankungen.

Automatischen Vermeidungsstrategien setzen achtsamkeitsbasierte Ansätze die Haltung der bewussten Hinwendung (auch) zum Schwierigen, Unangenehmen oder Ungewollten entgegen. Durch Achtsamkeit lernen die Klienten, dass es möglich ist, relativ ruhig und fokussiert zu bleiben, auch wenn schwierige Erfahrungen wie Gefühle oder ruminative Gedanken ins Bewusstsein treten. Sie entwickeln Schritt für Schritt eine beobachtend-wahrnehmende Haltung, identifizieren sich nicht mehr so stark mit dem Inhalt der Gedanken und Gefühle und können die vergängliche Natur dieser Erfahrungen erkennen. So reduzieren sich Ängste und Ablehnungsimpulse. Dieser Ansatz bietet also die Möglichkeit, einen anderen Umgang mit schwierigen Gedanken und Gefühlen zu etablieren, anstatt sie zu vermeiden, und so psychisches und physisches Leid zu reduzieren.

Die heute bekannten Achtsamkeitsansätze, die im klinischen Kontext angewendet werden, unterscheiden sich darin, wie zentral die Rolle der Achtsamkeit ist und wie intensiv Achtsamkeit geübt wird.

Diese Unterscheidung halten wir für einen wichtigen Aspekt, denn nicht jede Methode, die Elemente von Achtsamkeit benutzt oder kurze Achtsamkeitsübungen mit einbezieht, sollte unserer Meinung nach – nicht zuletzt auch aus Evaluationsgründen – als achtsamkeitsbasiert bezeichnet werden. Da das Feld der Achtsamkeitsmethoden im klinischen Kontext vergleichsweise jung ist, gibt es hier in Bezug auf die Integration neben den guten Wirksamkeitsnachweisen auch noch viele offene Fragen. Wir halten den Versuch einer genaueren Definition von dem, was wir tun (oder lassen), wenn wir eine Methode als achtsamkeitsbasiert bezeichnen, für notwendig. Hier stimmen wir mit Germer überein, wenn er schreibt: „[…] wenn die Forschungsergebnisse weiterhin zeigen, dass Achtsamkeit eine vielversprechende Behandlungsstrategie ist, dann werden Forscher eine Begriffsbestimmung mit klar definierten Bestandteilen benötigen, um neue Interventionen zu konstruieren“ (Germer et al. 2009, 22).

Germer und Kollegen (2009) treffen vor dem Hintergrund, dass es eine Vielzahl von Möglichkeiten gibt, wie man Achtsamkeit in einen Therapieprozess integrieren kann, unserer Meinung nach eine hilfreiche Unterscheidung. Sie sprechen als Oberbegriff von achtsamkeitsorientierten Ansätzen.

Diese sind allgemein dadurch charakterisiert, dass die Klienten dazu angehalten werden, mit der gegenwärtigen Erfahrung in einen achtsamen, freundlichen und mitfühlenden Kontakt zu kommen und das, was sie erleben, zunächst einmal möglichst wertfrei wahrzunehmen, ohne gleich Handlungsimpulsen zu folgen.

Germer geht von drei Ebenen aus, über welche Achtsamkeit in die Therapie integriert werden kann:

1. **Der (Achtsamkeit) übende Therapeut:**
   Der Therapeut übt selbst in seinem Alltag regelmäßig Achtsamkeit für sein eigenes Wohlbefinden und um achtsame Präsenz in der therapeutischen Situation zu verkörpern.
2. **Achtsamkeitsinformierte Therapie**
   Der Therapeut identifiziert sich mit einem theoretischen Bezugsrahmen, der auf den Prinzipien der Achtsamkeitspraxis und Achtsamkeitsforschung sowie der buddhistischen Psychologie beruht. Er bezieht sich auf Achtsamkeitsprinzipien, lehrt aber seine Patienten keine Meditationsübungen noch übt er mit ihnen zusammen.
3. **Achtsamkeitsbasierte Therapie**
   Der Therapeut führt den Patienten in längere, formelle Achtsamkeitsübungen ein und unterstützt ihn, sie regelmäßig zu üben in Verbindung mit der Einladung, die Haltung der Achtsamkeit so oft wie möglich auch im Alltag zu praktizieren (informelle Achtsamkeit). Durch die intensive Übung der Achtsamkeit werden die Klienten darin unterstützt, aus einem analytischen, sprachlich orientierten Tun-Modus auszusteigen und dafür eher die erfahrungsorientierte Ebene des Sein-Modus in sich zu stärken. Außerdem werden schwierige Gedanken (und auch Emotionen) nicht verändert, sondern es geht vielmehr darum, ihre (vergängliche) Natur zu erkennen, indem sie beobachtet werden, ohne sich mit ihrem Inhalt zu identifizieren. Dies fördert die Haltung von Neugier, Offenheit und eine neutrale Beobachterperspektive, weil davon ausgegangen wird, dass Ablehnung eher zu Kampf und Vermeidungsverhalten führt und damit die Problematik verstärkt und festigt. Dies alles soll aber nicht rein kognitiv verstanden, sondern auf einer Erfahrungsebene nachvollzogen und erlebt sowie verinnerlicht werden. Deshalb wird die Wichtigkeit des Übens so betont.

Und da Achtsamkeit die Hauptintervention bei achtsamkeitsbasierten Verfahren ist, wird auch sehr viel Wert darauf gelegt, dass die Therapeuten selbst eine ausreichend tiefe Erfahrung mit der Praxis der Achtsamkeit haben.

Segal, Williams und Teasdale bestätigen diesen Aspekt in der 2. Auflage des MBCT-Manuals, in dem sie sich eindeutiger als noch zu Beginn der Entwicklung von MBCT auf die Wichtigkeit der eigenen Achtsamkeitserfahrung des Therapeuten bzw. Anleiters beziehen:

> „[…] Heute verstehen wir besser als noch vor zehn Jahren, was es bedeutet, wenn wir den Begriff „achtsamkeitsbasiert“ verwenden. Damit meinen wir nicht nur die Tatsache, dass das, was in einem Seminar oder

> in der Klinik gelehrt wird, „auf Achtsamkeit basiert". Vielmehr sagen wir damit, dass die „Basis", auf der die Fertigkeiten eines Lehrers beruhen, die eigene tägliche Achtsamkeitspraxis ist. Natürlich benötigen Lehrer, die diesen Ansatz anwenden, die Fertigkeiten eines qualifizierten und zuverlässigen Experten auf seinem eigenen Gebiet. Wichtig ist aber auch die Tiefe der Praxis und Perspektive, die nur daraus erwächst, dass man von innen weiß, was Achtsamkeitspraxis ist und was nicht. Das bedeutet, dass Achtsamkeitslehrer in ihrem Alltag Achtsamkeitsübende sind. Nur wenn ein Lehrer eine kontinuierliche Achtsamkeitspraxis übt, kann das, was er oder sie lehrt, als MBCT bezeichnet werden". (Segal et al. 2015, 26)

Achtsamkeit in Psychotherapie und Beratung zu integrieren, wenn der Anspruch besteht, dass das Konzept wirklich verstanden und verinnerlicht wird, beinhaltet neben den Chancen also auch eine Herausforderung. Achtsamkeit kann nicht durch Worte, Theorien oder Nachdenken verstanden werden, sie will konkret am eigenen Leibe erfahren werden. Nur so erschließen sich ihre Wirkung und Anwendungsmöglichkeiten in der Tiefe. Auch beinhaltet die Anwendung der Achtsamkeit eine Haltungsänderung auf Seiten des Therapeuten, die er durch eigene Erfahrungen mit der Achtsamkeit durchdringen und in der therapeutischen Situation verkörpern sollte. Diese Haltung ist freundlich-erforschend und weniger strebend-zielorientiert und somit ergebnisoffen. Ebenso sollte der Therapeut die Schwierigkeiten auf dem Übungsweg wie Unlust, Unkonzentriertheit, innerer Unruhe, Zweifel, Schmerzen, schwierige Emotionen oder Widerstand sowie deren Überwindung aus eigener Erfahrung kennen. Nicht zuletzt deshalb wird die Notwendigkeit einer eigenen, intensiven Erfahrung des Therapeuten mit den Methoden und Prinzipien der Achtsamkeit als unerlässlich angesehen, um sie an Klienten weiter zu vermitteln. Dies hängt aber in gewisser Hinsicht auch davon ab, in welcher Tiefe und Intensität Achtsamkeit eingesetzt werden soll.

Gleichzeitig können Therapeuten selbst von den Achtsamkeitsübungen profitieren – unabhängig davon, ob sie nun achtsamkeitsbasiert arbeiten oder nicht. Die Forschung hat gezeigt, dass entsprechende Trainings bei Psychotherapeuten und Ärzten zu einer Senkung der Stressbelastung und des Burnout-Risikos führen und darüber hinaus zu einer Steigerung des Wohlbefindens und der Arbeitszufriedenheit (z.B. Aggs/Bambling 2010; Christopher et al. 2011; Irving et al. 2009; May/O'Donovan 2007; Shapiro et al. 2005; Shapiro et al. 2007).

Darüber hinaus gibt es erste empirische Hinweise darauf, dass die Achtsamkeitspraxis des Therapeuten auch eine direkte Wirkung auf den therapeutischen Prozess haben kann. Grepmair und Kollegen (2007b) konnten in einer randomisierten Studie einen signifikant positiven Einfluss auf den Therapieverlauf zeigen bei Behandlungen, in denen die Therapeuten vor der Sitzung Achtsamkeitsmeditation praktizierten. Nachdem sie in einer Pilotstudie (Grepmair et al. 2007a) mit 196 Probanden zeigen konnten, dass die Patienten, deren Therapeuten meditierten, über größere Fortschritte und bessere Therapieresultate berichteten, überprüften sie diesen Befund in einer Doppelblindstudie (Grepmair et al. 2007b), die sich streng an methodische Qualitätskriterien orientierte. Dazu wurden 18 Psychologen in Ausbildung (PiAs) zunächst nach dem Zufallsprinzip einer Meditations- (N = 9) bzw. Kontrollgruppe (N = 9) zugeordnet. In der Meditationsgruppen-Bedingung bekamen die Therapeuten eine Einführung in die Achtsamkeitsmeditation durch einen japanischen Zen-Meister, der nichts von den Hintergründen der Studie wusste. Das Training fand über einen Zeitraum von neun Wochen täglich vor Beginn des Arbeitstages statt. Zusätzlich wurde den PiAs empfohlen, ihre psychotherapeutische Arbeit mit Achtsamkeit auszuüben. Die 124 Patienten, die an dieser Studie teilnahmen, wurden ihren Therapeuten ebenfalls nach dem Zufallsprinzip zugeordnet – und auch hier kannte keine der beiden Seiten das Ziel der Untersuchung. Zur Überprüfung der Hypothesen setzten Grepmair und seine Kollegen verschiedene standardisierte Messinstrumente ein. Zu Behandlungsbeginn wurden zunächst die Symptome der Patienten erfasst. Im Laufe ihres Klinikaufenthaltes füllten die Patienten darüber hinaus unmittelbar nach jeder Einzelpsychotherapie-Sitzung jeweils einen sogenannten Stundenbogen aus, in dem sie ihre Zufriedenheit mit der Therapie, ihre Fortschritte innerhalb und außerhalb der Therapie und die Qualität der therapeutischen Beziehung beurteilen konnten. Nach Abschluss der Behandlung wurden erneut die Symptome erfasst und zusätzlich die subjektiv wahrgenommenen Ergebnisse der stationären Therapie erfragt. Die Auswertung der Daten bestätigte den Befund aus der Pilotstudie: Die Patienten, deren Therapeuten meditierten, berichteten im Vergleich zur Kontrollgruppe über größere Fortschritte bei der Bewältigung ihrer Schwierigkeiten und im Verstehen der eigenen Psychodynamik. Zudem gaben sie an, dass ihnen der Aufbau neuer Verhaltensweisen und deren Transfer in den Lebensalltag leichter falle und sie schätzten ihre Möglichkeiten der eigenen Entwicklung höher ein. Darüber hinaus zeigte sich in dieser Patientengruppe eine deutliche Reduzierung der Symptome, unter anderem in den Bereichen Depressivität, Ängstlichkeit, Zwanghaftigkeit und Somatisierung.

1.2 Achtsamkeit in den verschiedenen therapeutischen Richtungen

Die Grundideen und Prinzipien der Übung und Haltung der Achtsamkeit gehen auf buddhistisch-meditative Übungswege zurück. Das letztendliche Ziel dort ist die Einsicht in die wahre Natur oder eigentliche Realität aller Dinge einschließlich des eigenen Selbst. Diese Einsicht wird „Erwachen" genannt und führt zur Befreiung aus dem Kreislauf des Leidens (Suzuki 1964).

Leiden zu lindern, ist auch ein Ziel von westlicher Psychotherapie und so ist es nicht verwunderlich, dass schon in der ersten Hälfte des 20. Jahrhunderts Psychotherapeuten Kontakt zu den Ideen der buddhistischen Psychologie suchten. Carl Gustav Jung als Vertreter der analytisch-psychodynamischen Psychotherapie beschäftigte sich mit dem Tibetischen Totenbuch und schrieb 1939 einen Kommentar dazu (Jung 1992). Erich Fromm und Karen Horney hatten ebenso wie Jung damals Kontakt zu Daisetz Suzuki, dem wichtigsten Vertreter der Integration des Zen Buddhismus in den Westen. Frits Perls als Begründer der Gestalttherapie und Vertreter der humanistischen Psychotherapie interessierte sich ebenfalls für buddhistische Ideen. Durch den Kontakt mit Charlotte Selver, die – aus Deutschland in die USA emigriert – die Sensory Awareness Arbeit entwickelte, eine Form achtsamer Körperwahrnehmung, rückte die Entwicklung eines bewussten Kontaktes mit der Hier-und-Jetzt-Erfahrung in den Mittelpunkt der gestalttherapeutischen Arbeit (Perls 1996, 2012). Die Keimzelle des Austausches zwischen östlichen und westlichen Ansätzen sowie die Weiterentwicklung derselben war ab den 1960er Jahren das kalifornische Esalen Institut.

Aber auch schon der Harvard Professor William James (1876–1907), der als Begründer der Psychologie in den USA gilt, war buddhistischen Ideen zugetan. So finden wir bei dem Psychoanalytiker Epstein folgendes Zitat über James:

> „In den ersten Jahren dieses Jahrhunderts hielt James während seiner Vorlesung plötzlich inne, als er unter seinen Hörern einen buddhistischen Mönch aus Ceylon wiedererkannte. „Nehmen Sie meinen Lehrstuhl", soll er gesagt haben. „Sie bringen bessere Voraussetzungen mit, über Psychologie zu reden, als ich". Nachdem der Mönch die Lehren des Buddha dargelegt hatte, sagte James zu seinen Hörern: „Dies ist die Psychologie, die in fünfundzwanzig Jahren jedermann studieren wird" (Epstein 2000, 13).

James erkannte schon früh die psychologische Dimension der buddhistischen Lehren und die Überschneidung mit der westlichen Psychologie und Psychotherapie.

So führt er weiter aus:

> „Meditation ist nicht weltverleugnend; das Innehalten, das sie erfordert, steht im Dienst einer näheren Erforschung des Alltagsbewusstseins. Diese Erforschung ist per definitionem psychologischer Natur. Ihr Ziel ist es, die wahre Natur des Selbst zu ergründen und die Produktion selbstgeschaffenen mentalen Leidens zu beenden" (Epstein 2000, 15).

1.2.1 Achtsamkeit in den psychodynamischen Therapien

Die Begegnung von Buddhismus und psychodynamischer Therapie hat bereits eine lange Geschichte, und das Interesse wächst weiter. Es gibt heute eine Vielzahl von Therapeuten, die an einer gegenseitigen Befruchtung der gemeinsamen Prinzipien arbeiten wie z.B. Epstein (2000), Magid (2002), Reddemann (2011), Safran (2003), Weischede/Zwiebel (2009), Anderssen-Reuster et al. (2011, 2013), Germer et al. (2009) oder Weiss/Harrer (2010), um nur einige zu nennen.

Es gibt durchaus Parallelen zwischen buddhistischen Vorstellungen und psychodynamischen Prinzipien. So spricht Freud (1994, 1938) von der Notwendigkeit der „kritiklosen Selbstbeobachtung" auf Seiten des Klienten und das Pendant auf Seiten des Therapeuten dürfte die „gleichschwebende Aufmerksamkeit" sein. Ein weiteres achtsamkeitsanaloges Prinzip ist das „freie Assoziieren". Beide Ansätze messen der Introspektion sowie der Erkenntnis einen großen Stellenwert und heilenden bzw. transformierenden Charakter bei und erkennen die Bedeutung unbewusster Prozesse an. Auch neuere Konzepte wie das der Mentalisierung (Fonagy et al. 2004) kommen buddhistisch-psychologischen Prinzipien sehr nahe. Mentalisierung meint die Fähigkeit, über eigene mentale Zustände und die anderer nachzudenken, aber sich nicht mit ihnen zu identifizieren. Diese Fähigkeit kann durch die Achtsamkeitspraxis systematisch geschult werden, wenn der Praktizierende sich immer und immer wieder bemüht, seine Gedanken und Gefühle bewusst wahrzunehmen, sie innerlich zu benennen und so zu belassen wie sie sind.

1.2.2 Achtsamkeit in der humanistischen Psychotherapie

Achtsamkeit hat vielleicht von allen Psychotherapieansätzen am meisten mit Ideen und Prinzipien der humanistischen Therapien gemein, die körperorientierte, existentielle, konstruktivistische und auch transpersonale Ansätze mit einbeziehen. In der Gesprächspsychotherapie spiegeln sich in der therapeutischen Grundhaltung die Prinzipien der Achtsamkeit wider (Bundschuh-Müller 2004). Achtsamkeitsnah sind auch die drei Rogers'schen Basisvariablen „Unbedingte positive Wertschätzung", „empathisches Verstehen" sowie „Kongruenz" (Rogers 1979).

Die Gestalttherapie betont die Wahrnehmung der Hier-und-Jetzt-Erfahrung. Im Mittelpunkt der gestalttherapeutischen Methode steht die Entwicklung und Verfeinerung des Gewahrseins *(awareness)* aller im gegenwärtigen Augenblick zugänglichen Gefühle, Empfindungen und Verhaltensweisen. Dies dient dazu, automatisierte, unbewusste Verhaltensmuster dem Bewusstsein zugänglich zu machen. Das ist auch ein Ziel achtsamkeitsbasierter Ansätze. Gemeinsam ist beiden die nach innen gerichtete, möglichst lebendige und direkte Wahrnehmung körperlicher Phänomene.

Beginnt man einen buddhistischen Übungsweg, lernt man als erstes Methoden, die eine bewusste Körperwahrnehmung trainieren, um den Geist in der Gegenwart zu fokussieren. Dies geschieht u. a. auch bei der Achtsamkeitsmeditation.

In den 1970er Jahren integrierte der Körperpsychotherapeut Ron Kurtz die Achtsamkeit systematisch und explizit in einen psychodynamisch-humanistischen Therapieansatz – die Hakomi Therapie (Kurtz 2002). Kurtz spricht in seinem Ansatz von der Entwicklung der „inneren Achtsamkeit". Auch in der von Eugen Gendlin (1981) entwickelten Methode des *Focusing* wird eine achtsame Haltung in Form des präverbalen „felt sense" geschult, was der unmittelbaren Körperwahrnehmung des Achtsamkeitsansatzes gleichkommt. Es handelt sich hier um ein sich schnell entwickelndes Feld, deshalb haben wir exemplarisch nur einige der wichtigsten humanistischen Verfahren genannt, ohne einen Anspruch auf Vollständigkeit zu erheben.

1.2.3 Achtsamkeit in der kognitiv-verhaltenstherapeutischen Therapie

In den kognitiv-verhaltenstherapeutischen Therapien spricht man mittlerweile von der Dritten Welle der Verhaltenstherapie (Heidenreich/Michalak 2013), womit die Entwicklung von achtsamkeits- und akzeptanzbasierten Verfahren gemeint ist. Diese neue Phase nach der behavioralen und der anschließend kognitiv-behavioralen Phase ist dadurch gekennzeichnet, dass Prinzipien wie Achtsamkeit und Akzeptanz neben veränderungsorientierten Interventionen einen bedeutenden Stellenwert im Rahmen der Therapie bekommen. Das erste verhaltenstherapeutische Verfahren, das Achtsamkeitselemente in die Therapie integrierte, ist die von Marsha Linehan (1993 a,b) entwickelte Dialektisch Behaviorale Therapie (DBT) zur Behandlung der Borderline-Persönlichkeitsstörung. Hier wird im Rahmen eines Gruppentrainings Achtsamkeit als Skill (Fertigkeit) vermittelt, der eigenen Achtsamkeitspraxis des Therapeuten wird keine besondere Bedeutung zugesprochen. Eine weitere Therapiemethode in diesem Kontext ist die Acceptance and Commitment Therapy (ACT) von Steven Hayes (Hayes et al. 1999; Hayes/Lillis 2013). Bei dieser Methode werden in der Gruppen- oder Einzeltherapie ebenfalls Prinzipien der Achtsamkeit und Akzeptanz vermittelt wie die bewusste Wahrnehmung und Akzeptanz dessen, was gerade gegenwärtig ist. Als zweiter wichtiger Pfeiler dieser Therapie ist ein starker Wertebezug zu nennen, verbunden mit der Einladung, sich der eigenen Werte (wieder) bewusst zu werden und diese auch zu leben.

Schließlich entwickelten Segal, Williams und Teasdale in den 1990er Jahren die Mindfulness-based Cognitive Therapy (MBCT) zur Rückfallprophylaxe bei Depressionen mit Veröffentlichung des Manuals im Jahr 2002 (Segal et al. 2013). Dieses strukturierte Gruppenprogramm hat sich aus der Mindfulness-based Stress Reduction (MBSR) von Kabat-Zinn (1990) entwickelt und kombiniert intensive Übungen der Achtsamkeit – täglich bis zu 45 Minuten – mit Interventionen und Übungen aus der kognitiven Verhaltenstherapie, wobei die Hauptintervention die Praxis der Achtsamkeit darstellt. Das Programm lehrt Patienten, Grübelprozesse achtsam wahrzunehmen, aber sich nicht von ihnen mitreißen zu lassen. Gedanken werden in der Meditation beobachtet, aber nicht als Tatsachen, sondern eben „nur“ als „geistige Ereignisse“ angesehen, die kommen und gehen. Da MBCT in diesem Buch näher vorgestellt wird, wollen wir an dieser Stelle nicht weiter auf Einzelheiten eingehen. Dies gilt auch für MBSR, welche unserer Ansicht nach nicht zu den verhaltenstherapeutischen Ansätzen gezählt werden kann. MBSR ist eine präventive Stressbewältigungsmethode mit dem Schwerpunkt der Vermittlung von Achtsamkeit zur Stressreduktion. Detaillierte Erläuterungen zu MBSR finden Sie in Kapitel 4.

Achtsamkeit in der Psychotherapie ist, wie wir gesehen haben, keine grundlegend neue Idee. Haltung und Vorgehensweise in psychotherapeutischen Ansätzen weisen Gemeinsamkeiten mit Prinzipien der Achtsamkeitspraxis auf. Wir könnten mit Luise Reddemann sogar noch einen Schritt weiter gehen und fragen: „Kann es eine gute Psychotherapie ohne Achtsamkeit überhaupt geben?“ (Reddemann, mündliche Aussage in einem Vortrag an der Uni Witten-Herdecke, 17.03.2006).

Und weiter führt sie aus: „Ich möchte Achtsamkeit als eine Grundhaltung definieren, die jeder Form von Psychotherapie zugutekäme, und als eine Weise, wie man an psychische Prozesse herangehen kann“.

Die achtsamkeitsbasierten Ansätze und insbesondere die strukturierten Gruppenprogramme ermöglichen nun eine explizite Auseinandersetzung mit diesen Prinzipien und Behandlungstechniken sowie eine systematische Erforschung der Wirkmechanismen von Achtsamkeit und der Effektivität von Achtsamkeitstrainings. Ein vertieftes Verständnis von den zugrundeliegenden Mechanismen und Prozessen dürfte dazu führen, dass Achtsamkeitstechniken gezielt eingesetzt und für unterschiedliche Probleme oder Störungen adaptiert werden können.

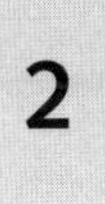
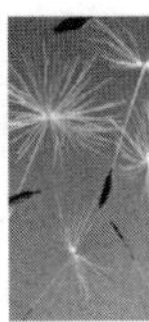

2 Geschichte

2.1 Die historischen Wurzeln der Achtsamkeit

Das, was wir im deutschsprachigen Raum als *Achtsamkeit* bezeichnen, heißt im Englischen *Mindfulness*. Beide Begriffe sind Übersetzungen des Sanskrit Wortes *Sati*.

> „[...] Im buddhistischen Gebrauch bedeutet das Hauptwort *sati* mehr als die bloße Fähigkeit, sich an Vergangenes zu erinnern. Hier ist es vorwiegend die auf die Gegenwart gerichtete wache Aufmerksamkeit, die klare Bewusstheit und Besonnenheit, so dass *Achtsamkeit* die weitaus beste Übersetzung des Wortes ist" (Nyanaponika, 1997, 23).

Die Wurzeln der Achtsamkeit, so wie sie heute in den achtsamkeitsbasierten Ansätzen vermittelt wird, liegen in alten, meist buddhistischen Meditationstraditionen, in denen seit über 2500 Jahren die Geistesqualität der Achtsamkeit systematisch geübt und kultiviert wird. An dieser Stelle sei erwähnt, dass der Buddhismus sich als eine Wissenschaft vom Geist versteht und nicht in erster Linie als Religion. Er ist eine Philosophie und ein Übungsweg, er ist rational und logisch und die jeweiligen Erkenntnisse kann jeder durch eigenes Nachvollziehen und Üben selbst erfahren und überprüfen. Es gibt keine Glaubensdoktrinen oder unumstößliche Dogmen. Nicht zuletzt wegen dieser Offenheit, Nachprüfbarkeit und Transparenz, die von vielen zeitgenössischen buddhistischen Lehrern verkörpert wird, eignen sich die Übungen vermutlich so gut, um mit westlichen wissenschaftlichen Methoden erforscht und in die Behandlung von und den Umgang mit seelischen und körperlichen Erkrankungen integriert zu werden.

Sati–Achtsamkeit wird als Geistesfunktion bezeichnet, die jedem Menschen zur Verfügung steht. Sie kann gestärkt werden, indem man sich der Realität des gegenwärtigen Augenblicks bewusst wird und weiß, was man erlebt. Dieses Sati bedeutet auch „erinnern", „sich vergegenwärtigen". Hierbei wird unter „erinnern" eben diese Bewusstheit für die Erfahrung des gegenwärtigen Augenblicks verstanden, verbunden mit dem „Sich-erinnern" an das, worum es in der Meditation eigentlich geht: die Einsicht in die Strukturen und die Natur des Geistes sowie die Befreiung von leidhaften Zuständen. Nyanaponika, ein buddhistischer Gelehrter und Mönch, definiert Achtsamkeit als „das klare und zielstrebige Gewahrsein dessen, was in den sukzessiven Momenten der Wahrnehmung gerade mit und in uns geschieht" (Epstein 2000, 119). Dabei hat dieses beobachtende Wahrnehmen die Qualität von „teilnehmender Beobachtung" (Gunaratana 1996, 41):

> „Der Meditierende ist sowohl Teilnehmer als auch Beobachter zu ein und derselben Zeit. Wenn man seine Gefühle oder körperlichen Empfindungen betrachtet, fühlt man sie auch genau in diesem Moment. Achtsamkeit ist keine intellektuelle Bewusstheit, sie ist einfach Bewusstheit. [...] Achtsamkeit ist objektiv, aber sie ist nicht kalt oder gefühllos. Sie ist die wachsame Erfahrung des Lebens, eine aufmerksame Teilnahme am laufenden Prozess des Lebens"(Gunaratana 1996, 154f.).

Achtsamkeit ist in allen buddhistischen Traditionen neben der Praxis der Konzentration eine zentrale Übung, die dort verbunden ist mit der Idee von *samma sati*, was übersetzt so viel bedeutet wie „rechte Achtsamkeit" (u.a. Wetzel 2011). Diese rechte Achtsamkeit gilt als heilsamer Geistesfaktor.

„Sie fördert und ermöglicht die Unterscheidung zwischen heilsam und unheilsam. Sie ist moralisch nicht neutral, sondern will heilsames Verhalten fördern" (Wetzel 2011, 41).

Achtsamkeit im Sinne einer Aufmerksamkeitslenkung, einem Sich-Hinwenden, ohne gleich Handlungs- oder Bewertungsimpulsen zu folgen, kann helfen zu bemerken, was jetzt gerade vor sich geht. Dies ist der erste Schritt, der hilfreich ist, um geistige Klarheit zu gewinnen, die oft schon eine entlastende Wirkung hat. Der zweite Schritt ist das Sich-Erinnern an das, was heilsam ist, die rechte Achtsamkeit, das nicht urteilende Gewahrsein. Mit Nicht-Urteilen ist aber nicht gemeint, keine Urteile oder Bewertungen mehr zu haben, sondern sich der Urteile bewusst zu werden und die Unterscheidungskraft zu entwickeln, welche hilfreich/heilsam sind und welche nicht (Wetzel 2011). Dem gegenüber steht ein Alltagsbewusstsein, das normalerweise von einem unruhigen, stets mit Vergangenem oder Zukünftigem beschäftigten Geist geprägt ist – umherschweifend, suchend und immerfort urteilend. Dieses Alltagsbewusstsein geht einher mit der Neigung, sich mit den Gedanken und Gefühlen, die gerade auftauchen, zu identifizieren und an ihnen festzuhalten, als seien sie die

Wahrheit. Ist die Erfahrung unangenehm, reagiert der Geist mit Abwehr und Vermeidung, ist sie angenehm, reagiert er mit Anhaftung und Festhalten-Wollen. Diese spontanen und unbewussten Reaktionen der Ablehnung oder Anhaftung an die Erfahrungen sind laut buddhistischer Psychologie die Ursache für das menschliche Leid und ein entscheidender Faktor der allgemein menschlichen Vulnerabilität (Verletzlichkeit), die uns anfällig macht für psychische Probleme und stressbedingte Erkrankungen (von Allmen 2007). Achtsames Wahrnehmen, Innehalten und auf dieser Basis eine „weise" Entscheidung treffen für einen gesundheitsförderlichen Umgang mit Schwierigkeiten, sind das heilsame Gegenmittel gegen diese Vulnerabilität.

2.2 Die historischen Wurzeln von MBSR und MBCT

2.2.1 Die Wurzeln und Hintergründe von MBSR

Achtsamkeit ist eine allgemeinmenschliche Fähigkeit, die jeder durch Übung in sich kultivieren kann, jenseits religiöser oder weltanschaulicher Sichtweisen. Jon Kabat-Zinn (2013), der maßgeblich an der Entwicklung und Verbreitung achtsamkeitsbasierter Ansätze im klinischen Kontext beteiligt ist, beschreibt Achtsamkeit folgendermaßen:

> „Achtsamkeit ist eine besondere Form der Aufmerksamkeit. Einfach gesagt bedeutet Achtsamkeit nicht urteilendes Gewahrsein von Moment zu Moment. Wir kultivieren Achtsamkeit, in dem wir bewusst im gegenwärtigen Augenblick aufmerksam sind. Dabei beurteilen wir unsere Erfahrung nicht nach gut oder schlecht oder danach, ob wir die Erfahrung mögen oder nicht mögen" (Kabat-Zinn 2013, 9).

Achtsam zu sein bedeutet also, das, was im gegenwärtigen Moment geschieht, aufmerksam und bewusst wahrzunehmen. Dazu gehören sowohl die eigenen Gedanken, Gefühle und körperlichen Empfindungen als auch Sinnesreize aus der Umgebung und das achtsame Gewahrsein selbst.

Mit der Intention, Achtsamkeit zur Stressbewältigung und zum Umgang mit den Widrigkeiten des Lebens jedem Menschen zugänglich zu machen, entwickelte der Molekularbiologe Jon Kabat-Zinn Ende der 1970er Jahre an der Medizinischen Fakultät der Universität von Massachusetts in Worcester das heute als MBSR bekannte 8-Wochen Programm. Auf der Basis seiner eigenen intensiven Erfahrungen mit Meditationsübungen aus der Zen- und Vipassana-Tradition sowie Hatha Yoga, ging es ihm um die Frage, wie sich diese alten Traditionen der Bewusstseinsentwicklung unter den in der westlichen Welt vorherrschenden Bedingungen als komplementäres Angebot in die Medizin einführen ließen. MBSR bietet Hilfe für Menschen mit chronischen, körperlichen Krankheiten, insbesondere Schmerzerkrankungen als begleitendes Programm. So ist die Übersetzung der Frage nach den heilsamen und unheilsamen Aspekten unseres Verhaltens aus der buddhistischen Psychologie in die Anwendung von Achtsamkeit in der westlichen Medizin und Psychologie, die Frage nach stressverschärfenden und stressreduzierenden Faktoren (Gedanken, Gefühlen, Handlungsimpulsen).

Ein wichtiger Aspekt der Wirkung von Achtsamkeit im klinischen Kontext ist die Ressourcenaktivierung. Durch die bewusste Hinwendung zum Hier und Jetzt und das Erleben der Reichhaltigkeit jedes einzelnen Augenblicks, können Ressourcen in uns wiedererweckt werden, zu denen wir im Stress den Zugang leicht verlieren.

Durch die Übung der Achtsamkeit im Alltag bekommen Menschen mit chronischen körperlichen oder psychischen Problemen wieder mehr Zugang zu dem, was gut ist in ihrem Leben. Sie können erkennen, dass neben dem, was Leid verursacht, auch vieles da ist, was stärkt und Freude bereitet. Dieser Zugang wiederum kann die Selbstheilungskräfte aktivieren und zu einer verbesserten Lebensqualität beitragen. Dies zeigen auch die meisten wissenschaftlichen Untersuchungen z.B. aus dem Bereich der chronischen Schmerzerkrankungen (siehe Kapitel 5). Durch das regelmäßige Üben von Achtsamkeit verbessert sich die Lebensqualität signifikant. Achtsamkeitsübungen sind immer körperbetont, und die Wechselbeziehung zwischen körperlichen und emotional-kognitiven Prozessen und deren bewusste Erforschung ist ein wichtiges Prinzip und Ziel achtsamkeitsbasierter Ansätze. Von daher kann die Praxis der Achtsamkeit in Zukunft als therapeutisches Leitprinzip im Rahmen eines modernen, ganzheitlichen Ansatzes eine wichtige Rolle spielen.

2.2.2 Die Wurzeln und Hintergründe von MBCT

Einer der am meisten beforschten, störungsspezifischen, achtsamkeitsbasierten Ansätze ist MBCT, eine Gruppenintervention, die auf die spezifische Vulnerabilität von Menschen mit rezidivierender (wiederkehrender) Depression zugeschnitten ist.

Ausgehend von dem Auftrag, eine Erhaltungsform der kognitiven Therapie zu entwickeln, suchten die drei Professoren Mark Williams, Zindal

Segal und John Teasdale nach einer zuverlässigen Methode, das Rückfallrisiko für Menschen mit einer Depression in der Vorgeschichte zu reduzieren. Im Rahmen ihrer Suche stießen sie auf den Achtsamkeitsansatz von Kabat-Zinn, den sie zunächst als eine Methode zur Aufmerksamkeitssteuerung verstanden. Erst nachdem sie sich selbst auf die Praxis der Achtsamkeit eingelassen hatten, so wie es von Kabat-Zinn und seinen Kollegen empfohlen wurde, entwickelten sie ein inneres Verständnis für die Vermittlung von Achtsamkeit und wie sie helfen kann, mit schwierigen Gedanken und Gefühlen, die einen depressiven Rückfall auslösen können, anders umzugehen. Diese Form der Arbeit mit depressiven Patienten unterschied sich maßgeblich von dem bisherigen Ansatz der Kognitiven Therapie. So entwickelten Segal und Kollegen eine grundlegend neue Form der Gruppenintervention, die die Kernübungen des MBSR-Programms zur Entwicklung von Achtsamkeit mit Übungen und Theorien aus der kognitiven Verhaltenstherapie verbindet.

„In den darauffolgenden Jahren würden wir demnach radikal von jener Form der Kognitiven Therapie abweichen, in der wir ausgebildet worden waren“ (Segal et al. 2015, 25).

Dieses Programm ist heute im deutschen Sprachraum als Achtsamkeitsbasierte kognitive Therapie (Segal et al. 2013, 2015) bekannt.

Kernkompetenzen, die im Rahmen von MBCT entwickelt und gestärkt werden sollen, sind das Erkennen von Frühwarnsymptomen für einen drohenden Rückfall, die Fähigkeit, sich von negativen Gedanken zu distanzieren, Grübelschleifen rechtzeitig zu erkennen und aus ihnen auszusteigen sowie eine Haltung von Freundlichkeit und Akzeptanz sich selbst und allen Erfahrungen gegenüber zu entwickeln. Die empirischen Studien zeigen (Teasdale et al. 2000; Ma/Teasdale 2004; Kingston et al. 2007; Hofmann et al. 2010; Beshai et al. 2011; Piet/Hougaard 2011; Khoury et al. 2013), dass MBCT das Rückfallrisiko für Menschen, die schon unter mehreren depressiven Episoden gelitten haben, um ca. 50 % reduziert. Auch zeigen neuere Studien (u. a. Kuyken et al. 2008), dass die Teilnahme an einem MBCT-Programm in Bezug auf die Rückfallprävention ebenso wirksam zu sein scheint, wie eine medikamentöse Erhaltungstherapie. Neben diesen guten Effekten ist MBCT als Gruppenintervention auch eine kostengünstige Alternative zur Erhaltungstherapie im Einzelsetting.

2.3 Verbreitung und Ausbildungsmöglichkeiten

Mittlerweile sind MBSR und MBCT international weit verbreitete Methoden mit wachsendem Interesse. MBSR ist sicherlich das am umfangreichsten wissenschaftlich untersuchte Achtsamkeitstraining und wird mittlerweile weltweit angeboten. Von seiner Entstehung bis heute haben tausende von Menschen ein MBSR-Training durchlaufen, und auch MBCT als Rückfallprophylaxeprogramm im psychotherapeutischen Kontext findet immer mehr Verbreitung.

Es gibt weltweit verschiedene Ausbildungsmöglichkeiten. Das Center for Mindfulness in Medicine, Health Care and Society (CFM), UMASS Medical School bietet über sein Ausbildungsinstitut *Oasis,* welches 2006 gegründet wurde, international Trainingsmöglichkeiten zum MBSR-Lehrer an. Daneben haben sich in den einzelnen Ländern nationale Ausbildungsinstitute etabliert, die teilweise mit dem CFM oder Universitäten zusammenarbeiten. Die universitären Ausbildungen finden meist in Modulform statt, während private Institute insbesondere im deutschsprachigen Raum Ausbildungen in festen Gruppen zur Verfügung stellen, was die Möglichkeit der Peer- und Regionalgruppenunterstützung bietet.

In einem „Global Network" für MBSR und MBCT vernetzen sich seit einigen Jahren die führenden Ausbildungsinstitute, um internationale Standards zu etablieren und den Austausch zu fördern. Auf europäischer Ebene gibt es das EAMBA Netzwerk (European Associations for Mindfulness Based Approaches) mit ähnlichen Zielen und Anbindung an das Global Network.

Für MBCT gibt es u. a. an den Universitäten Oxford, Bangor und Exeter Postgraduierten-Studiengänge in „Mindfulness-based Interventions". In verschiedenen europäischen Ländern werden MBCT-Weiterbildungen von nationalen Ausbildungsinstituten angeboten, die teilweise mit der Universität Bangor oder Oxford kooperieren. In England gibt es als Standards für die Ausbildung von MBCT- und MBSR-Lehrern die „Good practice guidelines" des UK Networks for Mindfulness-Based Teacher Training Organisations, die auch vom Deutschen Berufsverband anerkannt werden.

Da die Anforderungen an MBCT-Lehrer/-Trainer insbesondere in Bezug auf die eigene Erfahrung mit der Achtsamkeit und deren regelmäßige Praxis relativ hoch sind, ist die Dissemination von MBCT nicht einfach.

Im deutschsprachigen Raum gibt es seit 2005 einen MBSR-MBCT-Berufsverband. Dieser hat sich die Verbreitung der Programme zum Ziel gesetzt, die Vernetzung und Interessenvertretung der Mitglieder untereinander und mit Interessenten und Wissenschaftlern sowie die Entwicklung und Sicherung von Qualitätskriterien für Ausbildungsinstitute. (Die entsprechenden Internetadressen finden Sie unter Literaturempfehlungen).

In Deutschland wird MBSR im Rahmen der Stressbewältigung bei entsprechendem Grundberuf und Zusatzqualifikation des Anbieters von den Krankenkassen als Primärprävention bezuschusst. Für MBCT ist die Kostenübernahmefrage noch nicht geklärt, da es sich hier nicht um eine primärpräventive Maßnahme handelt. Vereinzelt wird MBCT von Verhaltenstherapeuten als Gruppentherapie angeboten.

In England wird MBCT in den NICE Guidelines des National Institute for Health and Clinical Excellence als wirksame Rückfallprophylaxe bei rezidivierender Depression empfohlen (NICE 2009). In der deutschen S3-Leitlinie/Nationalen Versorgungsleitlinie zur Behandlung unipolarer Depression (DGPPN 2015) sowie in der Leitlinie zur Evidenzbasierten Psychotherapie (de Jong-Meyer et al. 2007) ebenso. Hier wird MBCT für Patienten mit drei oder mehr depressiven Episoden in der Vorgeschichte als „wahrscheinlich wirksames“ Therapieverfahren eingestuft. Mit der Studie von Kuyken et al. (2008, 2015) dürften die Kriterien für eine Einstufung als „wirksames Therapieverfahren“ mittlerweile erfüllt sein. Hier darf man auf eine Revision der Leitlinien gespannt sein.

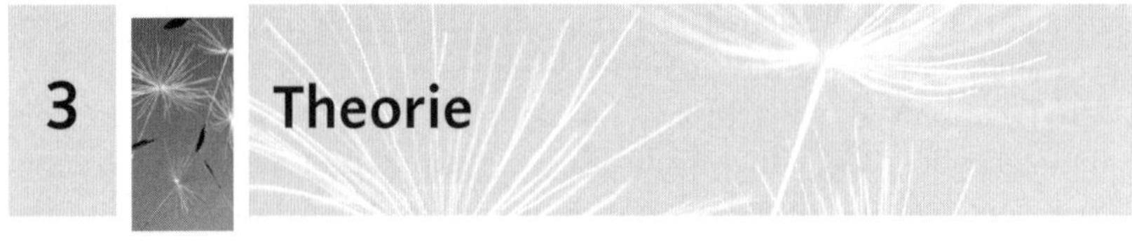

3 Theorie

Die derzeitige Studienlage stützt die Annahme, dass das regelmäßige Üben von Achtsamkeit eine störungsübergreifende Wirkung hat, indem es grundlegende Mechanismen der Vulnerabilität (Anfälligkeit) für Stress, Burnout und psychische Probleme positiv beeinflusst. Ideen zum Hintergrund dieser allgemeinen Mechanismen, die die positive Wirkung von Achtsamkeit im Rahmen einer breiten Anwendung z.B. in der betrieblichen Gesundheitsförderung, zum Erhalt der psychischen Gesundheit, in Paarbeziehungen, in der Ausbildung für Heilberufe, als Führungsprinzip oder in der Erziehung für Eltern, Kinder und Lehrer untermauern, sollen im Folgenden dargelegt werden. Im nächsten Teil werden wir dann auf die einer störungsspezifischen Anwendung der Achtsamkeitspraxis zugrundeliegenden Mechanismen eingehen und sowohl für stressbedingte oder chronische körperliche Erkrankungen als auch am Beispiel der Rückfallprophylaxe bei rezidivierender Depression den Einfluss auf die spezifische Vulnerabilität erläutern.

Ein weiterer wichtiger, störungsübergreifender Wirkfaktor der Übung der Achtsamkeit ist die Entwicklung von selbstbezogener Freundlichkeit und Selbst-Mitgefühl. Auf diesen Zusammenhang gehen wir im letzten Teil des Kapitels ein.

Anders als die Grundlagenforschung, steht die Forschung zu den Wirkfaktoren noch relativ am Anfang, wenngleich es erste vielversprechende Studien gibt, die zu verschiedenen Sichtweisen und theoretischen Ansätzen über mögliche Wirkmechanismen der Achtsamkeit geführt haben.

3.1 Das Prinzip Achtsamkeit

„Der Flüchtigkeit trotzen. Nicht in Gedanken gleich weiterreisen und auch nicht mit der Vergangenheit verhaftet bleiben. Die Kunst, anzukommen.

An einem, nur einem Ort zur selben Zeit zu sein. Ihn mit allen Sinnen

> wahrnehmen. Seine Schönheit, seine Hässlichkeit, seine Einzigartigkeit. Sich überwältigen lassen, ohne Furcht. Die Kunst zu sein, wo man ist“ (Zitiert in Sendker 2014, 299).

Obwohl Sendker in seinem Roman nicht von Achtsamkeit spricht, ist dieses Zitat eine wunderbare Beschreibung dieser inneren Haltung und Erfahrung. Die grundlegende menschliche Qualität, die allgemein durch die Achtsamkeitspraxis gestärkt und stabilisiert wird, ist die Fähigkeit, präsent und aufmerksam zu sein für das, was man gerade tut, erlebt, fühlt und denkt. Dass unser Wohlbefinden nicht nur davon abhängt, was wir tun, sondern auch davon, wie aufmerksam wir dabei sind, konnten Killingworth und Gilbert (2010) in einer groß angelegten Studie mit über tausend Probanden an der Harvard Universität zeigen. Diese wurden mehrmals am Tag über ihr Smartphone befragt, was sie gerade taten, wie sie sich fühlten (eher gut oder eher schlecht) und vor allem, ob sie mit der Aufmerksamkeit bei dem waren, womit sie sich gerade beschäftigten, oder ob ihre Gedanken abgeschweift waren. So konnte nachvollzogen werden, welchen Grad an Aufmerksamkeit und Präsenz die Teilnehmenden der augenblicklichen Beschäftigung entgegenbrachten, der sie gerade nachgingen. Die Studienergebnisse zeigen, dass das Wohlgefühl nicht allein von der Art der Tätigkeit abhängt, sondern auch vom Grad der Aufmerksamkeit, die wir ihr schenken, wobei die Art der Tätigkeit nachrangig ist.

Es macht also einen großen Unterschied für das Wohlbefinden, mit welcher Haltung wir unseren Beschäftigungen nachgehen und wie präsent wir dabei sind. Um also die Lebensqualität zu verbessern, müssen wir im Hier und Jetzt leben, doch das können wir nur dann, wenn unsere Aufmerksamkeit stabil ist. Eine stabile Aufmerksamkeit ist gleichzusetzen mit Konzentration, also der Fähigkeit, bei einer Sache zu verweilen. Diese Fähigkeit zu stärken, ist der erste Schritt auf dem Weg zur Entwicklung von mehr Acht samkeit und eine wichtige Qualität, die nachweislich durch Achtsamkeitstraining verbessert wird (Hölzel et al. 2010). Vielleicht liegt in dieser Wirkung von Achtsamkeit, nämlich dass sie Menschen offenbar (wieder) mit dem Wesentlichen im Leben, dem eigenen Bewusstsein und einem authentischen Kontakt zu sich selbst, in Berührung bringt, ein Grund für die aktuelle Popularität von Achtsamkeitstrainings.

3.1.1 Achtsamkeit – Haltung und Methode

Wenn wir von Achtsamkeit sprechen, dann kann sich dies auf einen aktuellen Zustand des Bewusstseins (state) beziehen, dem bestimmte Qualitäten zugesprochen werden, wie Neugier, Offenheit oder Akzeptanz, oder auf eine innere Grundhaltung oder Lebenshaltung (trait). Diese Haltung kann durch Achtsamkeitsübungen (Achtsamkeitsmeditation) und ein damit verbundenes Training der Geistesschulung kultiviert werden. Der Begriff Achtsamkeit kann also sowohl die **Haltung** (als state oder trait) als auch die **Methode** meinen. Methoden braucht es, um die achtsame Haltung zu entwickeln, die uns zwar als Menschen zur Verfügung steht, aber durch die Ablenkungstendenz des Bewusstseins nicht automatisch präsent ist. Es braucht eine bewusste Entscheidung, *achtsam zu sein.* Und die Haltung der Achtsamkeit (mit den Elementen von Geduld, Akzeptanz, Offenheit und Freundlichkeit) beeinflusst die Art, wie wir die Methode anwenden und wie wir beim Üben mit uns selbst umgehen – eher strebend-zielorientiert oder freundlich-erforschend und offen für das, was sich zeigt. Diese Grundhaltung beeinflusst dann auch das weitere Üben: Gehen wir mit Mitgefühl und Milde an die Sache heran, unterstützt uns das mehr, als wenn wir uns zwingen und unter Druck setzen.

Bei der **Haltung** der Achtsamkeit im Sinne einer Geistesschulung geht es darum, in jedem Moment so gut es möglich ist, umsichtig und mit nicht wertendem Gewahrsein auf das zu achten, was in der unmittelbaren Erfahrung gerade geschieht und Achtsamkeit ist, „[…] den Geist in diesem Moment zu erkennen, ohne ihn zu beurteilen, zu bewerten, darüber nachzudenken oder zu versuchen, ihn zu ändern […]. Ihren emotionalen Zustand im Moment zu erkennen – Freude, Traurigkeit, Furcht – ist Achtsamkeit" (Shapiro/Carlson 2011, 23).

Es geht also auch um Erkenntnis bei der Achtsamkeit und zwar in einem phänomenologischen Sinne, um das Erkennen der kognitiv-emotionalen Strukturen und Reaktionen im Geist. Aber diese Form der Erkenntnis ist nicht konzeptuell, sondern erfahrungsbezogen und erforschend.

So ist Achtsamkeit eine Art, im Leben und mit Körper und Geist in lebendigem Kontakt zu sein und das Kommen und Gehen von Erfahrungen (Körperempfindungen, Sinneseindrücken, Gedanken, Gefühlen) zu erleben, während es passiert. Dies ermöglicht eine erfahrbare, verinnerlichte Erkenntnis der Vergänglichkeit aller Phänomene, die in der buddhistischen Psychologie als eines der drei Daseinsmerkmale beschrieben wird (von Allmen 2007). Dieses bewusste Wahrnehmen der Vergänglichkeit kann als erleichternd, als heilsam erlebt werden, weil wir auf diese Weise lernen, wieder mehr mit dem Fluss des Lebens verbunden zu sein. So kann sich eine geistige und emotionale Flexibilität entwickeln, die wiederum hilft, auch Schwieriges als vergänglich anzusehen und es somit leichter so-sein-lassen zu können, wie es nun mal ist. Diese annehmende Haltung ist in sich heilsam und entlastend.

Wenn wir Achtsamkeit pflegen und regelmäßig üben, wird sie stark, wächst und steht uns im Alltag auch in schwierigen Situationen oder bei unangenehmen emotionalen Zuständen hilfreich zur Verfügung. Wenn wir sie nicht praktizieren, verkümmert sie und wir leben im sogenannten Autopilot-Modus unseres Bewusstseins, d. h. wir agieren aus Gewohnheitsmustern heraus, die unsere Wahrnehmung der Welt prägen, aber auch dazu führen, dass wir manches nicht mitbekommen, was um uns herum passiert. Per Definition übernimmt der Autopilot z. B. auf Schiffen oder in Flugzeugen die Steuerung nach einem festen Kurs und einer vorgegebenen Route. Ein praktisches Beispiel für den Autopiloten ist die Erfahrung beim Autofahren, dass wir manchmal über eine Kreuzung gefahren sind und im Nachhinein nicht wirklich wissen, ob die Ampel tatsächlich grün war.

Um wirklich präsent zu sein, brauchen wir eine **Methode**, die uns hilft, uns an Achtsamkeit zu erinnern (vgl. sati – sich erinnern). Und um diese Methode regelmäßig anzuwenden, braucht es eine Absicht und eine **bewusste Entscheidung**. Dies ist ein weiterer wichtiger Aspekt der Achtsamkeit. Auch wenn Sie eine menschliche Fähigkeit und geistige Qualität ist, die jedem zur Verfügung steht, muss sie systematisch geübt und kultiviert werden. Wer selbst einmal versucht hat, achtsam zu sein und den Geist auf einem bestimmten Objekt, wie z. B. dem Atem, ruhen zu lassen – mit Wohlwollen und ohne zu werten –, der wird schnell merken, dass dies nicht so einfach ist. Unser Geist – unsere Aufmerksamkeit hat die Eigenschaft, sich sehr leicht ablenken zu lassen und zu allen Erfahrungen einen Kommentar abzugeben. So können wir zwar bewusst intentional unsere Aufmerksamkeit auf ein bestimmtes Objekt lenken, sie dort aber verweilen zu lassen, ist herausfordernd, weil wir entweder in Gedanken abschweifen und uns mit anderen Dingen beschäftigen, oder es tauchen Reize auf, die automatisch die Aufmerksamkeit auf sich ziehen wie z. B. ein Geräusch oder eine starke Körperempfindung. Diese Ablenkungstendenz des Geistes muss erst einmal beruhigt werden.

Aufgrund der semi-automatischen Eigenschaft (Schmidt 2015) unserer Aufmerksamkeit ist der erste Schritt in der Praxis der Achtsamkeit das Üben der bewussten Kontrolle der Aufmerksamkeit, so dass eine innere Stabilität entsteht. Diese Fähigkeit nennt man auch Konzentrationsfähigkeit. Der Verlust von Konzentrationsfähigkeit ist gleichzeitig ein quälendes Symptom vieler psychischer Erkrankungen und auch Begleiterscheinung, wenn wir unsere Belastungsgrenzen überschreiten und zu viel (chronischem) Stress ausgesetzt sind.

3.1.2 Konzentration, Aufmerksamkeit und Achtsamkeit

Konzentration ist die Fähigkeit, die Aufmerksamkeit auf einen bestimmten Fokus auszurichten und dort zu verweilen. In der buddhistischen Meditationspraxis gibt es zwei Haupt-Übungswege. Erstens den Weg der Entfaltung von Geistesruhe (Sanskrit: Shamata) – auch Konzentrationsmeditation genannt. Und zweitens den Weg der Entfaltung des Klarblicks (Sanskrit: Vispassana) – auch Einsichtsmeditation genannt.

Die Erfahrung, die durch längere Konzentrationspraxis entsteht, wird auch als „Einspitzigkeit" oder „Einsgerichtetheit" des Geistes beschrieben. Nach und nach kann bei lang anhaltender Übungspraxis eine tiefe innere Ruhe entstehen, die Gedanken verlangsamen sich, das diskursive Denken kommt zur Ruhe und der Übende kann einen hohen Grad an geistiger Sammlung, Verinnerlichung und Stille erleben (Nyanaponika 1997). Dieser Zustand ist sehr wohltuend und kann das Gefühl auslösen, alles pralle an einem ab und nichts könne einem mehr etwas anhaben. Man fühlt sich zentriert und in sich ruhend. Leider werden diese Zustände allzu oft für das Ziel der Meditation gehalten. Fred von Allmen (2007), ein Schweizer Meditationslehrer, spricht im Zusammenhang mit Konzentrationspraxis von *temporärer Verdrängung.* In der Konzentrationsmeditation üben wir uns darin, mit der Aufmerksamkeit bei einem bestimmten Objekt, wie z. B. dem Atem, zu verweilen. Wann immer wir bemerken, dass die Aufmerksamkeit abgelenkt ist, nehmen wir dies zur Kenntnis und kehren unverzüglich zum Objekt der Aufmerksamkeit, in dem Fall zum Atem, zurück. Alle Ablenkungen, wie Geräusche, Gerüche, Körperempfindungen, Gedanken oder Emotionen, werden als Störung der Meditation wahrgenommen und somit temporär verdrängt.

Als Grundlage jeder Meditationspraxis ist diese Form der Konzentrationsfähigkeit unerlässlich und äußerst wichtig, doch sie ist nicht das endgültige Ziel der Meditation.

Gemäß Nyanaponika bedarf es nach der Entwicklung von Geistesruhe den vertiefenden Schritt des Klarblickes, denn die Geistesruhe, die durch die Konzentrationspraxis erreicht wird, ist vergänglich und kann sehr schnell durch die Widrigkeiten des Alltags herausgefordert werden.

> „Durch den in den Vertiefungen erreichten hohen Grad an geistiger Sammlung, Verinnerlichung und Stille werden die Sinneswahrnehmun-

> gen vorübergehend ausgeschaltet, und reflektierendes Denken, das auf der ersten Vertiefungsstufe noch schwach vorhanden ist, verschwindet völlig in den folgenden Vertiefungsstufen während deren Dauer. Schon aus diesem letzten Umstand kann entnommen werden, dass die Erreichung der Vertiefungen für sich alleine nicht zum höchsten Ziel der Buddhalehre, der Leidbefreiung führen kann. Dieses erschließt sich vielmehr nur durch den Klarblick (vipassana), d.h. die unmittelbare, aus meditativer Anschauung gewonnene Einsicht in die vergänglich, leidhafte und unpersönlich-substanzlose Natur aller Daseinsgebilde. Hierfür aber ist reflektierendes Denken unerlässlich, freilich ein meditativ verfeinertes, von Unrast befreites, vertieftes und gestärktes. Der Übende muss daher nach dem Austritt aus der Vertiefung seine Meditation mit der Entfaltung des Klarblicks fortsetzen“ (Nyanaponika 1997, 73).

In diesem Zitat wird die Tiefendimension der Meditationspraxis, so wie sie in der buddhistischen Tradition gelehrt wird, deutlich. Durch die so entwickelte Konzentrationsfähigkeit schaffen wir also die Grundlage dafür, dass wir mit diesem gesammelten Geist alle Erfahrungen, die wir machen, wie auftauchende Gedanken oder Gefühle, immer genauer und konstanter wahrnehmen und erforschen können, was dann zu Einsichten führen kann. Es geht hier also um ein erforschendes Sich-Hinwenden zu unseren Erfahrungen. Sozusagen um ein geistiges Berühren und um Präsenz, anstatt um ein Eliminieren oder Verdrängen von Schwierigkeiten. Ziel ist es, die Ursache für das Leiden zu erkennen, anstatt es zu verändern, zu kontrollieren oder zu beseitigen. Die Ursache für Leid liegt laut buddhistischer Psychologie in der Struktur des eigenen Geistes und in den Mechanismen der Anhaftung und Kontrolle, also der Reaktion auf eine Erfahrung, und nicht in den äußeren Umständen. Diese Mechanismen sind mit dem Konzept der (kognitiven) Reaktivität der westlichen Psychologie vergleichbar. Um Leid zu reduzieren, müssen wir folgerichtig nach Innen schauen und den eigenen Geist und seine Funktionen kennenlernen.

In der klinischen Anwendung der Achtsamkeitsmeditation ist dies eine wichtige Basis, da wir ungünstige Geisteszustände nicht loslassen bzw. nicht anders mit ihnen umgehen können, solange sie uns nicht bewusst sind. Eine gesteigerte Bewusstheit führt dazu, solche Reaktionen immer früher wahrnehmen zu können, bevor sie sich verfestigt haben. Und wir erfahren auf diese Weise, dass wir auch mit schwierigen Erfahrungen in Kontakt sein können, ohne gleich reagieren zu müssen.

Außerdem erlaubt achtsames Betrachten, dass sich die Erfahrungen *kreativer* und gemäß ihrer Eigendynamik entfalten können. Gleichzeitig stärkt Achtsamkeitspraxis die Introspektionsfähigkeit, die für jeden psychotherapeutischen Prozess wichtig ist sowie die Fähigkeit zur therapeutischen Ich-Spaltung, so wie sie in psychodynamischen Therapien angestrebt wird.

All dies ist möglich durch die geistige Fähigkeit der **Aufmerksamkeit**, die wir intentional beeinflussen können. Sie ist wie eine Taschenlampe, die wir auf bestimmte Objekte richten können, dabei ist es möglich, den Strahl der Aufmerksamkeit, den wir auf das Objekt lenken, ganz eng zu stellen oder aus einer weiteren Perspektive zu schauen. Dabei verändert die Aufmerksamkeit nicht das Objekt, auf das wir sie richten, sondern sie hilft uns lediglich, es genau und detailliert zu untersuchen. Der Aufmerksamkeitsfokus kann eng oder weit gestellt werden. Gleichzeitig hat unsere Aufmerksamkeit eine begrenzte Kapazität und es kostet uns Energie, aufmerksam zu sein und zu bleiben, nach einer Weile können wir uns müde oder erschöpft fühlen. Unsere Aufmerksamkeit kann zufällig gefangen sein, z. B. von einem lauten oder plötzlich auftretenden Geräusch. Oder wir können sie bewusst auf etwas Bestimmtes richten. Die Aufmerksamkeit kann auf ein äußeres Objekt gerichtet sein, auf eine innere Erfahrung oder auf den Geist selbst.

Die Entwicklung von Konzentration und von Achtsamkeit beeinflusst sich gegenseitig: durch die Stabilisierung der Konzentrationsfähigkeit vertieft sich auch die Achtsamkeit und durch mehr Achtsamkeit flexibilisieren sich Konzentration und Aufmerksamkeit.

Fazit: *Aufmerksamkeit* ist die geistige Fähigkeit, die wir intentional auf bestimmte Objekte lenken können. Dies ermöglicht uns, die verschiedenen Facetten unserer Erfahrungen, wie Gedanken, Gefühle, Körperempfindungen oder andere Sinneswahrnehmungen sowie Handlungsimpulse bewusst wahrzunehmen.

Mit der Fähigkeit zur *Konzentration* können wir bei einem bestimmten Objekt mit unserer Aufmerksamkeit verweilen und es untersuchen. Durch diese Form der Konzentration wird der Geist beruhigt, es entsteht Stabilität und die Ablenkungstendenz der Aufmerksamkeit wird reduziert. *Achtsamkeit* ist die Haltung, mit der wir das, worauf wir aufmerksam sind und uns konzentrieren, wahrnehmen und erforschen. Die Qualitäten der achtsamen Haltung sind: Nichtwertend, Nichtstrebend, Nichtanhaftend, Akzeptanz, Geduld, Vertrauen, Offenheit, Neugier und Freundlichkeit (Kabat-Zinn 2001). Diese Qualitäten helfen, die tieferen mentalen und emotionalen Schichten unseres Erlebens kennenzulernen.

Wenn wir mit einem gesammelten Geist unsere Aufmerksamkeit auf eine Erfahrung lenken und diese dann mit einer achtsamen Haltung erforschen, dann bleibt die Achtsamkeit neutral. Wenn wir z. B. Trauer achtsam wahrnehmen, wird unsere Achtsamkeit nicht traurig, aber wir können mit Klarblick erforschen, wie sich die Trauer anfühlt und entwickelt.

Vor diesem Hintergrund ist es ganz egal, was wir gerade erleben, denn es geht nicht um den Inhalt des Erfahrenen, sondern um die innere Haltung, mit der wir uns auf das Erlebte beziehen. So ist es gleich, ob wir ganz konzentriert bei einer Sache sind, oder ob wir bemerken, dass wir nicht bei der Sache sind. Beide Male erkennen wir, worauf unsere Aufmerksamkeit gerade ausgerichtet ist. Und somit ist beides gleichwertig – Bewusstheit oder Unbewusstheit. In dem Moment, in dem wir unsere bewusste Aufmerksamkeit auf den Zustand lenken, in dem unser Geist sich gerade befindet, und ihn achtsam erkennen und erforschen, sind wir sofort im gegenwärtigen Augenblick und nehmen wahr, was gerade vor sich geht – ohne zu urteilen. Und das ist das Ziel der Achtsamkeitspraxis und darin liegt gleichzeitig ihr heilsames Potential.

3.2 Die Schulung der Achtsamkeit als Prozess

Achtsamkeit wissenschaftlich zu operationalisieren und zu definieren, ist ein schwieriges aber gleichzeitig höchst notwendiges Unterfangen, wenn die Methoden der Achtsamkeit in den klinischen Kontext von Psychologie und Medizin integriert und valide Forschungsergebnisse erzielt werden sollen. Bishop und Kollegen (2004) stellen eine solche Definition vor, in der sie davon ausgehen, dass Achtsamkeit als eine Verbindung von zwei Prozessen gesehen werden kann. Erstens dem *Prozess der bewussten Aufmerksamkeitslenkung,* also dem Bemühen, mit der Aufmerksamkeit in der gegenwärtigen Erfahrung verankert zu bleiben. Zweitens dem *Prozess der Orientierung an der Erfahrung*. Achtsamkeitsansätze sind erfahrungsbezogene, phänomenologische Ansätze, die der direkten Sinneserfahrung eine größere Bedeutung geben als einer konzeptuellen Herangehensweise an die Welt (Bishop et al. 2004).

Shapiro und Carlson (2011) legen ein Modell des Prozesses der Achtsamkeitspraxis vor, bei dem sie drei Kernelemente voneinander unterscheiden, die sich aber gegenseitig bedingen und aufeinander rückwirken: Absicht/Intention, Aufmerksamkeit und Haltung (Shapiro et al. 2006). Sie gehen davon aus, dass die Intention, mit der wir die Meditationspraxis beginnen und auch weiterführen, nicht unerheblich ist für das, was wir mit der Meditation erreichen. Mit der Betonung der Wichtigkeit der Absicht gehen sie über das Modell von Bishop und Kollegen hinaus. Gleichzeitig postulieren sie, dass sich die Absichten im Laufe der Entwicklung der Meditationspraxis in einem dynamischen Prozess verändern. Dies konnten sie in einer Studie zeigen, bei der sich, mit sich entwickelnder Übungspraxis die Absichten Meditierender von einer ursprünglichen Idee von Selbstregulierung über Selbsterforschungsabsichten bis hin zu Ideen von Selbst-Befreiung (von einem feststehenden Ich-Konzept) modifizierten (Shapiro 1992). Zudem wurde in der Studie deutlich, dass die Ergebnisse, die durch die Meditation erzielt wurden, mit den ursprünglichen Absichten korrelierten. Teilnehmer, deren Absicht ursprünglich ein verbessertes Stressmanagement war, erreichten Selbstregulierung, jene, deren Ziel Selbsterforschung war, verbesserten sich in diesem Parameter und jene, die Meditation übten zum Zwecke der Selbst-Befreiung von einem feststehenden Selbstkonzept, entwickelten mehr Selbstlosigkeit und Mitgefühl. Ähnliches konnten Mackenzie und Kollegen (2007) in einer Studie mit Krebspatienten zeigen, die Achtsamkeit übten. Zu Beginn ging es den Probanden darum, die Krankheitssymptome besser zu bewältigen, mit fortschreitender Übungspraxis und Vertiefung der Erfahrungen rückten Ziele und Werte wie Spiritualität und persönliches Wachstum mehr in den Vordergrund (Mackenzie et al. 2007). Bei dem Element der Aufmerksamkeit geht es um die Selbstregulierung dieser Fähigkeit, die durch Übung gestärkt und kontinuierlich auf den gegenwärtigen Moment gelenkt wird und bei der Komponente der Haltung geht es eben um die innere Ausrichtung, mit der der Übende die Achtsamkeitsmeditation praktiziert.

3.3 Mechanismen der Achtsamkeit

In den Theorien zur Wirkung von Achtsamkeit finden sich übereinstimmend die Komponenten Präsenz, Erfahrungsorientierung, Intention und bewusste Entscheidung, Aufmerksamkeit, Akzeptanz und De-Identifikation mit der Qualität des inneren Beobachters. Dies sind sehr allgemeine Prinzipien, die störungsübergreifend hilfreich sein können, da sie nicht auf eine individuelle Problematik abzielen, sondern eher grundlegende menschliche Fähigkeiten trainieren, die für psychische und physische Gesundheit und Wohlbefinden wichtig und hilfreich sind.

3.3.1 Allgemeine Wirkmechanismen

Wie wir gesehen haben, geht es vom Grundsatz her bei der Achtsamkeitspraxis nicht darum, an den äußeren Bedingungen etwas zu verändern und auch nicht an Gedanken oder Gefühlen, die im Zusammenhang mit

Schwierigkeiten auftauchen, sondern an der inneren Haltung dem Schwierigen, dem Stressigen oder dem Leidvollen gegenüber.

Erste Forschungsergebnisse aus den Neurowissenschaften zur Achtsamkeit zeigen, dass diese eine stressreduzierende Wirkung hat. So konnte in einer Studie von Hölzel und Kollegen (2010) gezeigt werden, dass durch Achtsamkeitsmeditation die Dichte der grauen Substanz in der Amygdala abnahm. Die Amygdala ist an Stressreaktionen und an Kampf-Flucht-Verhalten beteiligt und je stärker das Stressniveau eines Probanden sank, desto höher war auch die Abnahme der grauen Substanz in dieser Hirnregion. Da die Lebensumstände gleich geblieben waren und somit auch die äußere Stressbelastung, wird dieses Ergebnis von der Forschergruppe als mögliches Zeichen dafür gewertet, dass die positiven Resultate darauf zurückzuführen sind, dass sich die Beziehung der Achtsamkeitsübenden zum Stress in ihrem Leben verändert hat.

Weiß und Harrer (2010) sprechen von *vier essentiellen Komponenten* von Achtsamkeit, die Teil ihrer Wirkung sind:

- **Aufmerksamkeit/Gewahrsein:** In Bezug auf die Komponente der Aufmerksamkeit fördere Achtsamkeitsschulung die Fähigkeit, die Aufmerksamkeit bewusst zu lenken sowie weit oder eng zu stellen und schließlich auch die Fähigkeit, die Aufmerksamkeit unabhängig von wechselnden Objekten auf das Gewahrsein selbst zu richten.
- **Gegenwärtiger Moment/Präsenz:** Durch die bewusste Fokussierung der Aufmerksamkeit auf die Hier-und-Jetzt-Erfahrung werde die Fähigkeit gestärkt, sich nicht in die (meist sorgende) Beschäftigung mit Vergangenem oder Zukünftigem hineinziehen zu lassen, sondern eine bewusste Wahl zu treffen. „Diese Vergegenwärtigung erhöht außerdem die Intensität des Erlebens und führt zu einer Qualität von Präsenz" (Weiss/Harrer 2010, 16).
- **Akzeptierende, nicht bewertende Zuwendung:** Durch die Kultivierung einer Haltung von Akzeptanz werde die Fähigkeit gefördert, die Dinge erst einmal so wahrzunehmen, wie sie sind, um dann aus einer so gewonnenen, neuen Perspektive Veränderungsprozesse einzuleiten.
- **Beobachterperspektive:** Und schließlich werde mit der Kultivierung einer Beobachterperspektive die Fähigkeit gestärkt, sich nicht so automatisch mit seinem Erleben zu identifizieren. „Dieses Konstrukt weist auf die Meta-Perspektive hin, auf das Beobachten aus einer gewissen Distanz, das aber – im Gegensatz zur Dissoziation – teilhabend ist" (Weiss/Harrer 2010, 16).

Diese Meta-Perspektive stärkt die Fähigkeit zur De-Identifikation und hilft, Gedanken und Gefühle, gerade wenn sie schwierig oder unangenehm sind, nicht zu beeinflussen, aber sich auch nicht von ihnen mitreißen oder überwältigen zu lassen. Hier schließt sich der Kreis zu Forschungsergebnissen aus den Neurowissenschaften, die u. a. die Stärkung der Fähigkeit zur Emotionsregulation als einen wichtigen Wirkfaktor von Achtsamkeit postulieren mit den entsprechenden neuronalen Veränderungen im Gehirn, aber auch die Etablierung der Beobachterperspektive (Hölzel/Brähler 2015).

Um die innere Haltung zu verändern, wird durch die Achtsamkeitspraxis die Beobachterperspektive gestärkt (Weiss/Harrer 2010). Diese beinhaltet die Fähigkeit, eine innere Distanz zur (schwierigen) Erfahrung aufzubauen, die aber nicht verdrängend, sondern annehmend und somit heilsam ist, weil sie auf der grundlegenden Basis von Hinwendung eine integrierende und freundliche Haltung schafft und das Erleben von Selbstwirksamkeit fördert.

Weitere allgemeine Wirkmechanismen, die in Forschungskreisen diskutiert werden, für die es aber teilweise noch keine oder noch keine ausreichenden empirischen Belege gibt, sind:

- **Ausstieg aus dem Autopilot-Modus:** Diese von Kabat-Zinn (1990) formulierte Hypothese betont eine größere Flexibilität im Umgang mit automatisierten Reaktionen. Empirische Nachweise stammen aus Einzelfallstudien von Singh und Kollgegen (2007), die eine Verbesserung habitueller Ärgermuster bei psychisch schwer beeinträchtigen Patienten durch Achtsamkeitstraining nachweisen konnten.
- **Achtsamkeit als Alternative zu Rumination (Grübeln) und Ablenkung:** Im Kontext von MBCT wird die Wirkung von Achtsamkeit u. a. darin gesehen, dass ruminative Prozesse bereits zu einem frühen Zeitpunkt erkannt werden sollen. Durch den Körperbezug der Achtsamkeit ermöglicht dies, sich nicht in den negativen, depressiven Aufschaukelungsprozessen zu verlieren, sondern stattdessen wieder Kontakt mit der Erfahrung des aktuellen Momentes aufzunehmen (Segal et al. 2015).
- **Disidentifikation mit kognitiven Inhalten:** Laut Teasdale und Kollegen (2002) stärkt Achtsamkeit die „metacognitive awareness", also die Fähigkeit, Gedanken und Gefühle als vorübergehende Elemente des Geistes wahrzunehmen. Diese Fähigkeit konnte in derselben Studie als Prädiktor für die Rückfallwahrscheinlichkeit bei ehemals depressiven Patienten ausgemacht werden.

  Nach Safran (2006) spielt diese Fähigkeit auch für Therapeuten eine wesentliche Rolle, da sie ihnen Einsicht in ihre Interaktionsgewohnheiten gewährt. Dies kann vor allem in schwierigen Therapiesituationen von Bedeutung sein. Die gezielte Lenkung der Aufmerksamkeit auf den eigenen Denkprozess könnte außerdem dabei helfen, Attributionsfehler (z. B. Stereotypisierung) und andere „kognitive Fallen" zu vermeiden, die zu falschen Hypothesen und Fehldiagnosen führen können (Borrell-Carrió/Epstein 2004; Epstein 2003; Groopman 2007).

- **Kognitive Flexibilität:** Auch die durch Achtsamkeitspraxis geförderte kognitive Flexibilität könnte nach Moore und Malinowski (2009) dazu beitragen, falsche oder unvollständige kognitive Bewertungen zu erkennen, die einen Einfluss auf Emotionen und Einstellungen nehmen können.
- **Deautomatisierung des Vermeidungsverhaltens:** Durch das ruhige Beobachten und die sanfte Konfrontation mit bis dahin vermiedenen inneren Erlebnissen (schmerzhafte Emotionen, Aspekte eines negativen Selbstkonzeptes) in der Achtsamkeitsmeditation kann es möglicherweise zu einer Reduktion der emotionalen Potenz solcher Erlebnisse kommen. Des Weiteren ist durch das In-Berührung-Kommen mit der Körpererfahrung von Gefühlen eine Früherkennung eher möglich, was wiederum wichtig ist für die Rückfallprophylaxe. Durch diese direkte, körperliche Erfahrung kann die Bedeutung der Gefühle für die Person besser verstanden werden. Beides wiederum sollte einen flexibleren und stimmigeren Umgang mit Gefühlen ermöglichen.
  Darüber hinaus sollte nicht unterschätzt werden, dass Achtsamkeit zu einem gestärkten Kontakt mit der Reichhaltigkeit jeden Augenblicks führen kann, was eine möglicherweise entscheidende Ressource darstellt (Meibert et al. 2010, Heidenreich/Michalak 2009).

3.3.2 Wirkmechanismen aus neurowissenschaftlicher Perspektive

Wie wir gesehen haben, lassen die Wirksamkeitsnachweise der Achtsamkeitsforschung darauf schließen, dass durch das regelmäßige Üben von Achtsamkeit wichtige selbstregulatorische Fähigkeiten gestärkt werden, also Fähigkeiten, mit denen wir unser Erleben und Verhalten steuern. Mittlerweile gibt es auch Belege aus den Neurowissenschaften, dass Achtsamkeit sowohl funktionelle als auch strukturelle Veränderungen im Gehirn bewirkt.

Die bisherige Forschung zur Effektivität von Achtsamkeitstrainings, wie es z. B. in der MBSR-Methode vermittelt wird, hat zu Hypothesen über folgende mögliche psychologische Wirkmechanismen geführt (Hölzel et al. 2011a,b): verbesserte Emotionsregulation, erhöhte Aufmerksamkeitsregulation, Verarbeitung selbstbezogener Informationen, positive Neubewertung (positive reappraisal, Garland et al. 2011), Achtsamkeit als Copingstrategie sowie Mechanismen von Expositions-, Extinktions- und Rekonsolidierungseffekten. Zu einigen dieser Verbesserungen und Veränderungen in den genannten psychologischen Qualitäten kann die Forschung auch Veränderungen im Gehirn zeigen (vgl. Kapitel 5). Aufgrund der bisherigen Ergebnisse aus Studien zu Achtsamkeit in der Psychologie sowie in den Neurowissenschaften legen Hölzel et al. (2010) ein Modell vor, wie ein Zusammenspiel der verschiedenen Mechanismen aussehen könnte, die durch Achtsamkeit beeinflusst werden. Dabei wird aber immer wieder betont, dass die Kenntnisse über die Wirkmechanismen trotz der enormen Forschungsaktivitäten noch immer recht vage sind und es weiterer Studien bedarf.

Modell von Hölzel und Brähler

In ihrem jüngst herausgegebenen Buch fassen Hölzel und Brähler (2015) zusammen, dass die bisherigen Forschungsergebnisse zur Achtsamkeitsmeditation nahelegen, dass Achtsamkeit wirkt, indem sie drei Bereiche stärkend beeinflusst, die eine wichtige Rolle spielen in Bezug auf Wohlbefinden und Selbstregulation:

1. Aufmerksamkeitsregulation
2. Emotionsregulation
3. Selbsterleben
   - Körperwahrnehmung und
   - Perspektive auf das eigene Selbst

Veränderungen in der Aufmerksamkeitsregulation

Aufmerksamkeit wird gewöhnlich in drei Komponenten unterteilt (Hölzel/Brähler 2015):

1. **Vigilanz oder Daueraufmerksamkeit:** beinhaltet die Bereitschaft, in monotonen und länger andauernden Situationen auf seltene Reize angemessen zu reagieren, wie man es z. B. bei langen und/oder eintönigen Autofahrten benötigt.
2. **Selektive Aufmerksamkeit oder Umorientierung:** meint die Auswahl einer bestimmten Information aus einer Reihe von Informationen, also die

Auswahl eines Objektes, auf das die Aufmerksamkeit gelenkt werden soll. Dieser Prozess beinhaltet die Abwendung vom alten Objekt sowie die Hinwendung zum neuen Objekt. Deshalb wird das dafür zuständige neuronale Netz auch Orientierungs-Netzwerk genannt.

3. **Exekutive Aufmerksamkeit:** hier geht es um das Erkennen und Lösen von Konflikten der Aufmerksamkeit durch ablenkende Reize, die ggfs. ausgeblendet werden müssen, um sich bewusst dem zu fokussierenden Objekt zuzuwenden.

Diesen drei Komponenten der Aufmerksamkeit können verschiedene neuronale Netzwerke zugeordnet werden.

Chiesa et al. (2011) resümieren in einer Metaanalyse, dass es in der ersten Phase des Übens von Achtsamkeit eher zu einer Stärkung der exekutiven und der selektiven Aufmerksamkeit kommt, während bei fortgeschrittener Übungspraxis eine Verbesserung der Vigilanz zum Tragen kommt.

Wie entspricht dies der Übungspraxis? Die exekutive Aufmerksamkeit wird angesprochen, wenn sich der Übende, wie z. B. bei der Atemachtsamkeit, darin übt, bei einem Objekt – in dem Fall dem Atem – zu bleiben, auch wenn er ständig von anderen Stimuli abgelenkt zu werden scheint.

Die selektive Aufmerksamkeit wird typischerweise bei der Body Scan-Übung gestärkt, bei der es darum geht, systematisch mit der Aufmerksamkeit durch den Körper zu wandern, an der jeweiligen Körperstelle für einige Augenblicke zu verweilen, sich in die Erfahrung zu vertiefen und dann auch wieder loszulassen und mit der Aufmerksamkeit weiterzugehen. Erst wenn die Konzentrationsfähigkeit gewachsen ist und der Geist über einen längeren Zeitraum ruhig bei einem Objekt verweilen kann, wird die Komponente der Vigilanz angesprochen.

Verbesserung der Emotionsregulation

Diese Komponente umfasst unterschiedliche – teils bewusste und teils unbewusste – Strategien, die das Auftreten von Gefühlen beeinflussen ebenso wie deren Dauer, subjektive Qualität und den Gefühlsausdruck. Durch Achtsamkeitstraining gibt es verschiedene Verbesserungen in diesem Bereich, u. a. eine Verringerung in Auftreten und Intensität von negativen Emotionen, eine Verbesserung positiver Gefühlszustände sowie ein leichterer Umgang mit schwierigen Emotionen. Auch konnte gezeigt werden, dass die Ablenkung durch emotionale Reize (Emotionale Interferenz) durch das Üben von Achtsamkeit gemindert wird (Ortner et al. 2007).

Schon in einer länger zurückliegenden Studie zeigten Goleman und Kollegen (1976), dass Meditierende mehr Mitgefühl im Angesicht von aversiven, emotional aufwühlenden Filmszenen zeigen, sich aber auch schneller wieder von dem emotionalen Aufruhr, der durch die Bilder ausgelöst wurde, erholen können.

Laut Hölzel ist die „[...] verbesserte Emotionsregulation vermutlich ein zentraler Mechanismus, über den die Achtsamkeitspraxis die psychische Gesundheit und das Wohlbefinden erhöht“ (Hölzel/Brähler 2015, 59).

Dabei komme es möglicherweise durch die Übung von Achtsamkeit zunächst zu einer positiven Umdeutung emotionaler Reize. Erst mit fortschreitender Übungspraxis spiele dann das Nicht-Bewerten und die Haltung der Akzeptanz eine wichtigere Rolle. Die entsprechenden Hirnstrukturen, wie die Amygdala und der präfrontale Cortex, die an der Emotionsregulation beteiligt sind, zeigen laut Hölzel entsprechende Veränderungen. (Zu den Ergebnissen aus den Neurowissenschaften siehe auch Kapitel 5).

Veränderungen im Selbsterleben

Die Komponente des Selbsterlebens umfasst, wie wir uns selbst wahrnehmen, wie wir mit uns in Beziehung treten und womit wir uns identifizieren. Die Wirkung von Achtsamkeit in diesem Bereich scheint sich im Rahmen einer verbesserten *Körperwahrnehmung* sowie einer *Veränderung in der Perspektive auf das Selbst* zu zeigen.

Verbesserte Körperwahrnehmung

Da die Achtsamkeitsübungen allesamt immer wieder den Körperbezug betonen, im Gegensatz zur konzeptuellen Wahrnehmung der Welt, liegt es nahe, davon auszugehen, dass sich das Körpergewahrsein durch Achtsamkeitspraxis erhöht. Eine verbesserte Wahrnehmung für das, was im Körper, aber auch in den Gedanken und Gefühlen geschieht, wird auch immer wieder von Meditierenden berichtet. Allerdings gibt es hierzu noch keine objektiven, empirischen Belege.

Da sich Gefühle im Körper zeigen und über den Körper ausgedrückt werden, ist auch eine Verbindung zur Emotionsregulation zu vermuten. Ein verbessertes Körpergewahrsein hilft, die individuelle Bedeutung der Gefühle besser zu verstehen, mehr Kontakt zu den eigenen Bedürfnissen zu bekommen und auch mögliche negativ gefärbte Gefühlsveränderungen als Frühwarnsymptome eines drohenden depressiven Rückfalls rechtzeitig zu erkennen, wie in der MBCT. So zeigen sich in neurowissenschaftlichen Studien bei Achtsamkeitsübenden deutliche Veränderungen in den Hirnregionen der Insula (Farb et al. 2007). Diese wiederum ist sowohl für die Verarbeitung von Empfindungen aus dem Körperinneren (z. B. Spüren von Empfindungen im Bauch- und Brustraum) als auch für das Erleben von Emotionen von Relevanz (Hölzel/Brähler 2015).

Und auch für das Entwickeln von Empathie scheint ein verbessertes Körpererleben eine Rolle zu spielen. Über das erhöhte Körperbewusstsein kommt es zu einer besseren Emotionsregulation und wer seine eigenen Emotionen besser wahrnehmen kann, der ist auch eher in der Lage, die Emotionen und Gefühlszustände anderer nachzuvollziehen oder sich in andere Menschen hineinzuversetzen. Dass hier eine Verbindung besteht, zeigen z. B. Studien von Tania Singer und Kollegen (2004), die belegen, dass dieselben Hirnstrukturen – die Insula und die temporo-parietale Verbindungsregion – die das empathische Mitfühlen erleichtern, auch für die Wahrnehmung der eigenen Körperempfindungen relevant sind. So lässt sich vermuten, dass ein erhöhtes Körperbewusstsein sowohl für die Affektregulierung als auch für emphatische Prozesse wichtig ist und diese verbessert. Das Körperbewusstsein wiederum wird durch Achtsamkeitsmeditation geschult. Hauptfokus der Achtsamkeit ist die Betonung der direkten Wahrnehmung von Körperempfindungen und der lebendige Kontakt zur Welt und zur eigenen Erfahrung über den Körper und die Sinneserfahrungen, die ja auch nur über den Körper möglich sind.

Perspektive auf das eigene Selbst

Die Hauptveränderungen werden hier in der Entwicklung eines *positiveren Selbstkonzeptes* sowie der Entstehung einer Beobachterperspektive vermutet.

Wie wir schon früher ausgeführt haben, ist die Essenz buddhistischer Psychologie die Überwindung von Leiden, wobei postuliert wird, dass die grundlegende Identifikation mit einem feststehenden, aus sich selbst heraus existierenden Ich/Selbst zu Leiden führt und das Loslassen dieser Vorstellung der Weg zur Befreiung aus dem Leiden ist. Der fortgeschrittene meditative Übungsweg besteht nun daraus, die Entstehung der Wahrnehmung eines unabhängigen, getrennten Selbst zu erforschen und von Augenblick zu Augenblick wahrzunehmen. Langzeitmeditierende berichten von eben dieser Erfahrung: die Klarheit des Geistes, die durch die Meditationspraxis entsteht, ermögliche es, immer deutlicher die Konstruktion des

Selbst von Moment zu Moment zu erkennen und sich davon zu distanzieren. Folge dieses Prozesses ist dann die De-Identifikation von einem festen Ich oder Selbst und die Identifikation mit dem Bewusstsein oder Gewahrsein, welches all diese Prozesse beobachtet. Dieser Akt der Identifikation mit dem Gewahrsein und nicht mit dem Inhalt – oder wie Kabat-Zinn es ausdrückt: „resting in awareness" – wird als befreiend, heilsam und entspannend erlebt. Die Fähigkeit, sich nicht mit dem Inhalt des Erlebten, sondern mit dem Bewusstsein, welches den Inhalt wahrnimmt, zu identifizieren, ist eine grundlegend veränderte Sicht auf das Selbst und könnte möglicherweise als einer der bedeutendsten Wirkfaktoren der Achtsamkeitsmeditation angesehen werden. Diese Form der nicht-identifizierten Wahrnehmung ist dann das, was als Beobachterperspektive bezeichnet wird. Das Selbstkonzept, welches nicht mehr so starr und feststehend ist, kann sich so in eine positive Richtung entwickeln. So zeigte beispielsweise eine Studie von Emavardhana/Tori (1997) nach einem längeren Meditationsretreat bei den Probanden Verbesserungen in Richtung einer positiven Selbstrepräsentation, einer höheren Selbstwertschätzung sowie einer stärkeren Selbstakzeptanz. Hölzel vermutet, dass die Veränderungen im Selbstbezug und im Selbstbewusstsein vielleicht die zentralen Mechanismen der positiven Wirkung der Achtsamkeitspraxis sind (Hölzel/Brähler 2015).

Modell von Shapiro et al.

Eine andere Forschergruppe um Shapiro und Carlson (2011) postuliert in einem Modell zu den Wirkmechanismen der Achtsamkeit, dass die Übungspraxis zu einer Neu-Wahrnehmung (engl. reperceiving) führt, die wiederum einen grundlegenden Perspektivenwechsel ermöglicht bzw. beinhaltet. Diese Neu-Wahrnehmung wird als Metamechanismus konzeptualisiert und es wird davon ausgegangen, dass dieser Mechanismus wesentlich zu der transformierenden Wirkung von Achtsamkeit beiträgt. Als Metamechanismus beeinflusse die Neuwahrnehmung, die durch die Achtsamkeitspraxis initiiert wird, andere Mechanismen in positiver Weise. Vier Mechanismen werden als Hauptvariablen genannt:

a) Verbesserung der Selbstregulation,
b) Anstoß zu einem Prozess der Werteklärung im Leben,
c) Förderung von kognitiver, emotionaler und Verhaltensflexibilität,
d) Reizkonfrontation/Reduzierung von Vermeidungsverhalten und in der Folge Desensibilisierung.

„Diese Variablen lassen sich als potentielle Mechanismen für weitere Auswirkungen wie Reduktion psychischer Symptome verstehen oder stellen für sich genommen Auswirkungen dar. Sie sind überdies nicht linear zu verstehen, sondern unterstützen und beeinflussen sich wechselseitig“ (Shapiro/Carlson 2011, 150).

Shapiro und Carlson (2011) erläutern, dass der durch die Neu-Wahrnehmung initiierte Perspektivenwechsel durch das meditative Gewahrsein ermöglicht wird, mit dem man sich absichtsvoll offen und nicht urteilend von Augenblick zu Augenblick der jeweiligen Erfahrung zuwendet. „So können wir erkennen, dass unser *Gewahrsein* der Empfindungen, Gedanken und Gefühle sich von den Empfindungen und Gedanken selbst unterscheidet“ (Shapiro/Carlson 2011, 151). Sie gehen davon aus, dass die Fähigkeit, sich mehr und mehr von einer egozentrischen Perspektive zu lösen zugunsten einer stärker „objektiven“ Sicht, eine heilsame Wirkung hat. Diese Theorie konnte in einer Studie von Kross und Kollegen (2005) empirisch untermauert werden. Die Forschergruppe konnte zeigen, „[…] dass eine Betrachtung der negativen Emotionen aus einer distanzierten, „vom Ego dezentrierten“ Perspektive – statt aus einer selbstbezogenen Perspektive – Reflexionen über die negative Situation erlaubt, ohne negative Affekte und Grübeln zu reaktivieren“ (Shapiro/Carlson 2011, 164).

Die Theorie der Neu-Wahrnehmung als Meta-Mechanismus und grundlegender Perspektivenwechsel deckt sich im Wesentlichen mit den Konzepten der De-Identifikation, der De-Automatisierung (Deikman 1982) sowie der Einnahme einer Beobachterperspektive und einer veränderten Selbstwahrnehmung (Hölzel/Brähler 2015).

Obwohl unter den bislang veröffentlichten Studien keine Untersuchung existiert, die sich mit der achtsamen Emotionsregulation als therapeutischem Wirkfaktor beschäftigt, gehen Shapiro und Carlson (2011) davon aus, dass nicht nur Patienten, sondern auch Therapeuten von der durch Achtsamkeitspraxis geförderten Emotionsregulation profitieren können:

> „Durch die Vertrautheit mit ihrem Geist und Körper, die sie in der Meditationspraxis entwickelt haben, können sie ihre persönliche Antwort auf das Verhalten von Klienten erkennen und das betreffende Gefühl regulieren, das andernfalls die therapeutische Beziehung schädigen könnte. Dadurch, dass sie fähig sind, auf ihre eigenen emotionalen Reaktionen zu achten und sie zu regulieren, können Therapeuten in vielen emotional aufgeladenen Therapiesituationen gegenwärtiger und Klienten gegenüber annehmender sein, und daher sind sie auch mit größerer Wahrscheinlichkeit in der Lage, eine starke und unterstützende therapeutische Beziehung aufrechtzuerhalten“ (Shapiro/Carlson 2011, 56).

In diesem Zitat wird die Tatsache unterstrichen, dass achtsamkeitsbasierte Ansätze für Therapeuten und Klienten gleichermaßen eine transformierende Wirkung haben und somit das Potential, auch die therapeutische Beziehung zu verändern.

3.4 Achtsamkeit im Umgang mit Stress

> „Die Freiheit des Menschen liegt nicht darin, dass er tun kann, was er will, sondern, dass er nicht tun muss, was er will." (Jean-Jaques Rousseau, in: Knischek 2009, 371)

Wie Achtsamkeit hilft, Stress zu reduzieren

Durch Achtsamkeitstraining erhöht sich die Fähigkeit zur Konzentration, Bewusstheit und Entspannung auch in schwierigen Situationen, es fällt leichter zur Ruhe zu kommen und mit Stress im Alltag gesund umzugehen.

In der ersten Phase der Achtsamkeitspraxis wird dem Übenden deutlich, wie häufig die Gedanken abschweifen und der Geist im *Autopilot-Modus* funktioniert, ohne dass eine bewusste Steuerung der Gedanken oder Gefühle stattfindet. Wir denken, fühlen und handeln die meiste Zeit auf der Basis von Gewohnheitsmustern. Diese sind geprägt von unserer Individuation, den frühen Erfahrungen mit unseren Bezugspersonen, der Familiengeschichte, späteren Beziehungserfahrungen und auch kulturellen Bedingungen, in denen wir leben. Mit der Zeit verfestigen sich die wiederholt gedachten Gedanken, gefühlten Gefühle und Verhaltensweisen zu Mustern, auf die wir immer wieder zurückgreifen – insbesondere im Stress. Die Theorien zur Neuroplastizität des Gehirns untermauern, dass sich diese Muster auch auf der Ebene von neuronalen Vernetzungen manifestieren. Gleichzeitig hat Stress aber auch eine hemmende Wirkung auf die Neuroplastizität (Fuchs/Flügge 2014). Auf der Erfahrungsebene hat dieser Autopilot eine starke Sogkraft, der nicht leicht zu widerstehen ist. Das Aussteigen aus den Mechanismen des Autopiloten wird durch das meditative Gewahrsein und die dadurch gesteigerte Bewusstheit für die Prozesse im eigenen Geist ermöglicht und geübt.

Im ersten Schritt wird diese Tendenz, auf automatische Gedanken- und Gefühlsmuster sowie Reaktionsweisen zurückzugreifen also erst einmal bewusst. Es kann mitunter als sehr unangenehm erlebt werden, sich der Tatsache zu stellen, wie wenig man in der Lage ist, sich auf eine Sache zu konzentrieren und wie unruhig der Geist eigentlich die ganze Zeit über ist. Nach und nach entwickelt sich durch die stetige Achtsamkeitspraxis auch die Konzentrationskraft und dies führt zu mehr Offenheit für die direkte Erfahrung des Augenblicks. Die Fähigkeit, sich auf eine andere Seins- und Erfahrungsebene einzulassen, nämlich die Ebene des direkten Sinneskontaktes mit der Welt, führt gleichzeitig zu einer Verbesserung des Körpergewahrseins (Hölzel/Brähler 2015). Dies wirkt ausgleichend und gibt dem Bewusstsein Flexibilität – kognitiv wie emotional. Durch die Prozesse des Perspektivenwechsels und des „reperceiving"(Shapiro/Carlson 2011) entstehen eine neue Klarheit, eine andere Sicht auf stressige Erfahrungen und neue Handlungsspielräume.

Auf der Grundlage der oben beschriebenen verbesserten Emotionswahrnehmung und -regulation erhöht sich die Aufmerksamkeit und Bewusstheit für die Wirkung äußerer und innerer Stressfaktoren und führt zu einem veränderten Umgang mit stressauslösenden Situationen, mit intensiven Gefühlen wie Angst, Wut, Trauer und mit schwierigen, immer wiederkehrenden Gedanken.

Durch das kontinuierliche Training des Innehaltens (im Alltag) durch die Achtsamkeitspraxis wird das bewusste Wahrnehmen und Aussteigen aus den Mechanismen des Autopiloten gefestigt. In der Folge können die Prozesse von Verstrickungen in alte Muster und kognitiv-emotionale Reaktivität immer besser unterbrochen werden. Unterstützt wird dies durch die sukzessive Entwicklung einer weniger selbstbezogenen Wahrnehmungsweise von Stress, im Rahmen derer auch die selbstbeurteilenden Prozesse reduziert werden (Hölzel/Brähler 2015). Durch diese De-Identifikation werden wir weniger in unsere gewohnten Reaktionen und Verhaltensmuster hineingezogen, kommen wieder mit unserer eigenen Vitalität und Weisheit in Berührung und integrieren uns in den Fluss des Lebens, wie auch immer es sich gerade für uns zeigt. Dies wiederum hat nicht selten ein verbessertes Selbstbewusstsein zur Folge sowie eine Steigerung der Lebensqualität durch Gelassenheit und Energie. Vielfach reduzieren sich Stresssymptome und das Immunsystem wird gestärkt (u.a. Davidson et al. 2003).

Achtsamkeit lässt so auf der Erfahrungsebene die Selbstwirksamkeit, Selbstachtung und das Selbstvertrauen sowie das Mitgefühl für sich und andere wachsen.

3.5 Achtsamkeit im Rahmen der Rückfallprophylaxe bei Depressionen und anderen psychischen Störungen

MBCT wurde entwickelt, um das Rückfallrisiko für Menschen mit einer rezidivierenden depressiven Störung zu reduzieren. Beobachtungen zeigen, dass das Risiko, erneut an einer Depression zu erkranken, ab der dritten Episode auf über 80 % ansteigt. Und auch nach psychotherapeutischer oder pharmakologischer Behandlung bleibt das Rückfallrisiko deutlich erhöht (Hollon et al. 2005).

Entsprechend beziehen sich die therapeutischen Ziele von MBCT als Rückfallprophylaxe-Programm auf den Umgang mit der spezifischen Vulnerabilität dieser Menschen. Ziele sind:

- eine Veränderung in der Beziehung zur habituellen, automatischen Art des Denkens und Fühlens zu bewirken,
- Frühwarnsymptome zu erkennen,
- aus dem Grübeln (Rumination) auszusteigen,
- Abbau von Vermeidungsverhalten unterstützen (bewusstes Erleben der gegenwärtigen Erfahrung üben),
- bewusste Wahrnehmung von Ressourcen,
- eine Haltung von Freundlichkeit und Akzeptanz sich selbst und allen Erfahrungen gegenüber zu entwickeln.

3.5.1 Differenzielle Aktivierung negativer Kognitionen

Eine zentrale Theorie der MBCT zum Hintergrund des Rückfallgeschehens ist die Differential Activation Hypothesis – DHA (Teasdale 1988). In dieser Theorie wird davon ausgegangen, dass die Anfälligkeit für einen erneuten Rückfall in eine Depression durch Aktivierung von negativen, dysfunktionalen Kognitionen begünstigt wird. Die DHA geht davon aus, dass eine bereits moderat negative Veränderung in der Stimmung der Betroffenen charakteristische, negative Denkmuster auslöst, von denen sich die Patienten nicht mehr lösen können (Michalak et al. 2012). Es kommt in der Folge zu ruminativen (grüblerischen) Prozessen und negativen Gedankenspiralen, die einen Rückfall auslösen können. Die ruminativen Gedankenmuster beinhalten meist globale, negative Selbstbeurteilungen, Gedanken, welche Gefühle von Hoffnungslosigkeit begünstigen oder auch Erinnerungen, die mit negativen Ereignissen und früheren depressiven Zuständen verbunden sind. Im Rahmen eines depressiven Aufschaukelungsprozesses beeinflussen diese Gedankenmuster die Stimmung in eine negative Richtung, was wiederum die negativen Gedanken bestätigt und Gefühle der Hoffnungslosigkeit verstärkt. Zudem kann dieser Aufschaukelungsprozess durch als aversiv erlebte Körperempfindungen wie Unruhe, Schmerzen oder Schlappheitsempfindungen begleitet werden. Und das Erleben wird durch ungünstige Verhaltensweisen wie Rückzug, Vermeidungsverhalten und Passivität verfestigt.

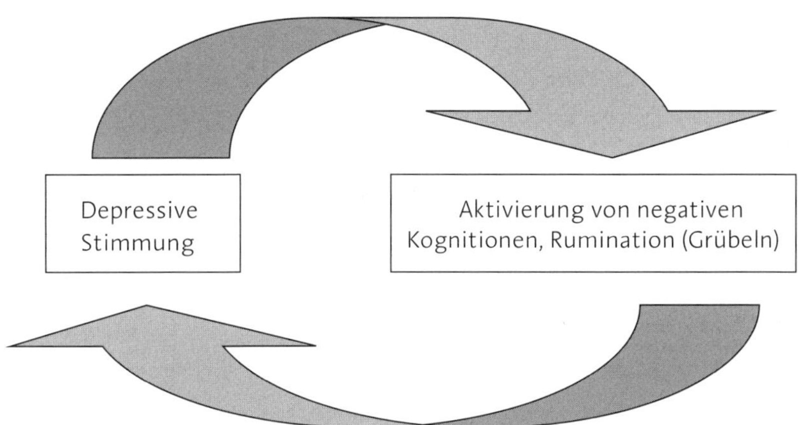

Abb. 1: Differential activation hypothesis (Teasdale 1988)

Segal und Kollegen (1999, 2006) konnten diese Annahmen bestätigen und in verschiedenen Studien zeigen, dass die leicht aktivierbaren dysfunktionalen Grundannahmen bei ehemals depressiven Patienten über einen längeren Zeitraum das Rückfallrisiko vorhersagten.

3.5.2 Diskrepanzbasierte Informationsverarbeitung

Sind einmal negative Kognitionen in Form von selbstverurteilenden Gedanken, Hoffnungslosigkeit und Erinnerungen an früheres depressives Erleben aktiviert, ist auch der weitere Umgang damit von entscheidender Bedeutung. Häufig versuchen die Betroffenen, die als aversiv erlebten Gefühlszustände auf ungünstige Weise zu verändern, indem sie sich selbst und ihren Ist-Zustand mit einem erwünschten Zielzustand vergleichen. Dieser Mechanismus beruht auf dem mentalen Modus („mode of mind") der diskrepanzbasierten Informationsverarbeitung. Um das aversive Erleben zu reduzieren, versucht die Person, die Diskrepanz zwischen dem Ist-Zustand und dem erwünschten Soll-Zustand zu verringern. Dies geschieht in Form sprachlicher Repräsentationen, die zur Abstraktion von der konkreten Erfahrung führen (z.B. „Mit einem anderen Partner würde es mir viel besser gehen"). Dadurch wird in der Regel die Diskrepanz zwischen dem Ist- und dem Soll-Zustand noch vergrößert, was wiederum das aversive Erleben verstärkt und zu weiteren konzeptionellen Lösungsversuchen wie Grübeln, Analysieren, Vergleichen und Sorgen führt oder zu dem Versuch, die aversiven Gedanken und Gefühle zu unterdrücken.

Beispiel: Man fühlt sich morgens schlapper als sonst und ist ein wenig traurig, hat aber keine Idee, warum man traurig ist (aversiver Ist-Zustand). Im diskrepanzbasierten Modus könnte ein konzeptioneller Problemlöseversuch folgendermaßen aussehen:

Ich möchte mich nicht schon wieder so fühlen.
Ich wollte, ich würde mich vitaler fühlen und nicht immer so melancholisch.
Warum fühle ich mich nur so?
Mit mir stimmt etwas nicht.

Die Wahrscheinlichkeit, dass man sich im Rahmen dieser grüblerischen Gedankenkette schlechter fühlt als vorher, ist sehr groß. Laut Michalak und Kollegen (2012) hat dieser diskrepanzorientierte Modus aus verschiedenen Gründen ein schädliches Potential:

1. Er ist Ursache für die Erfahrung von Leid und kann das Leiden vergrößern.
2. Durch Grübeln oder Sich-Sorgen-Machen werden die Problemlösefähigkeiten reduziert (Donaldson/Lam 2004).
3. Das Unterdrücken von Gedanken, Gefühlen oder inneren Bildern erhöht die Wahrscheinlichkeit, später Intrusionen zu erleben. Untersuchungen zur Gedankenunterdrückung zeigen, dass diese Strategie nur kurzfristig hilfreich ist. Langfristig treten die unterdrückten Gedanken dann immer häufiger auf (Abramowitz et al. 2001).
4. Eine emotionale Verarbeitung kann nur unvollständig erfolgen.

Dem sprachlich-konzeptuellen Modus steht der erfahrungsbezogene (experimentelle) Modus gegenüber, der auf der lebendigen, leiblich-sinnlichen Wahrnehmung der Gefühlszustände beruht. In diesem Modus kann die Person z.B. konkret-vital ihre Gefühle wie z.B. die Trauer spüren und nicht nur darüber nachdenken (z.B. an die Trennung denken und die entscheidende Situation im Kopf immer wieder durchspielen). So kann sie ganzheitlich verarbeitet und integriert werden.

Dieser erfahrungsbezogene Zugang zum aktuellen Erleben wird durch die Achtsamkeitspraxis geübt und gestärkt.

Werden die Gedanken zu ernst genommen und entsteht dadurch eine Überidentifikation mit der sprachlichen Ebene und ein Festhalten an grüblerischen Gedankenprozessen, kommt es zu einer Bindung von Ressourcen und in der Folge einer Begrenzung von mentalen Verarbeitungsprozessen, so dass keine Verarbeitungskapazität mehr für die aktuellen sensorischen Erfahrungen (hören, schmecken, riechen, sehen etc.) bleibt (Smallwood/Schooler 2006, Teasdale et al. 1995).

Diese Mechanismen schränken die Problemlösefähigkeiten auf den sprachlich-konzeptionellen Modus ein und verengen die Wahrnehmung der Betroffenen auf die reine „Kopfebene", das Fühlen verkümmert regelrecht und das Leben wird fade und entfremdet. Hier setzt die Achtsamkeitspraxis an, indem sie den Betroffenen hilft, Schritt für Schritt wieder Zugang zu finden zu einer lebendigen Erfahrung des gegenwärtigen Augenblicks über die Sinnesebene (hören, sehen, Körpersinn). Durch regelmäßiges Üben von Achtsamkeit wird der erfahrungsbasierte Sein-Modus (Being Modus) gestärkt und der Tun-Modus (Doing Modus) reduziert (Michalak et al. 2012). Da der Tun-Modus bei Erwachsenen gewohnheitsmäßig eher überrepräsentiert ist und automatisch anspringt, geht man in Rahmen der Achtsamkeitspraxis davon aus, dass der Sein-Modus geübt und bewusst kultiviert werden muss.

> „Ziel ist dabei nicht, Grübeln oder Sorgen einfach zu stoppen (im Sinne von Gedankenstopp), sondern eine neue Art der Verarbeitung zu fördern, die durch ihre Gegenwartsbezogenheit und ihren Bezug auf das konkrete Erleben einen alternativen Modus darstellt." (Michalak et al. 2012, 19)

Michalak und Kollegen (2012) benennen als Wirkungsweise achtsamkeitsbasierter Verfahren (insbesondere der MBCT) folgende Aspekte:

- Schulung der Aufmerksamkeit
- Steigerung des Kontaktes mit dem Hier und Jetzt
- Veränderung des mentalen Modus
- Disidentifikation
- Frühzeitiges Erkennen von ungünstigen Aufschaukelungsprozessen

Als weiterer wichtiger Wirkfaktor des MBCT-Programms wird eine freundliche, mitfühlende Haltung angesehen. In der überarbeiteten Ausgabe des MBCT Manuals schreiben die Autoren dazu:

> „Ob achtsames Gewahrsein eine grundlegende Veränderung unserer Beziehung zu dem, was in der äußeren oder inneren Welt erscheint, möglich macht, hängt davon ab, ob wir den Aspekten unserer Erfahrung im gegenwärtigen Moment, auf die wir unsere Aufmerksamkeit richten, mit Freundlichkeit und Mitgefühl begegnen. In der Tat kann es unwirksam oder gar schädlich sein, wenn wir ohne Güte aufmerksam sind.“ (Segal et al. 2015, 163)

3.6 Selbstmitgefühl als heilsamer Mechanismus

Viele Teilnehmer von Achtsamkeitskursen berichten, dass der akzeptierende, freundliche Umgang mit sich selbst und den Erfahrungen, die sie beim Üben von Achtsamkeit machen, eines der wichtigsten Dinge sei, die sie gelernt haben.

> Hier eine Teilnehmerstimme: Die Übungen des Kurses geben mir einen Raum des Nachhausekommens. Ich habe damit eine Möglichkeit mich selbst in kritischen Momenten zu stabilisieren. Manchmal „hole“ ich mir dann die Stimme meiner Kursleiterin ins Gedächtnis, die oft zu mir gesagt hat: *Streng dich nicht an, akzeptiere die Dinge so wie sie sind, tu nur das.* Ich versuche, freundlich auf meine gegenwärtige Erfahrung zu schauen. Über die Zeit hilft es mir die Dinge leichter anzunehmen, wie sie sind.

In der buddhistischen Tradition sind Mitgefühl und Weisheit wie die zwei Flügel eines Vogels. Sie gehören untrennbar zusammen, sonst kann der Vogel nicht fliegen.

Wenn Achtsamkeit nicht eine mitfühlende, freundlich-interessierte, nichtwertende und akzeptierende Komponente beinhaltet, ist es nicht Achtsamkeit im dem Sinne, wie sie in achtsamkeitsbasierten Verfahren vermittelt wird. Dann ist es eine einfache Form der Aufmerksamkeitslenkung. Diese freundliche, mitfühlende Haltung wird zunächst einmal sich selbst und der Moment-zu-Moment-Erfahrung gegenüber kultiviert, bevor der Übende diese Haltung von Freundlichkeit und Mitgefühl auch auf andere Menschen ausweitet bzw. ausrichtet. Aber auch wenn wir Mitgefühl und Freundlichkeit anderen gegenüber praktizieren, hat das eine Auswirkung auf unsere eigene geistig-emotionale Verfassung. In der buddhistischen Terminologie gilt die Praxis des Mitgefühls als Übung zur Kultivierung einer heilsamen Geisteshaltung. Wenn wir uns in Freundlichkeit und Mitgefühl üben, können wir nicht gleichzeitig eine zornige, aggressive innere Haltung in uns stärken. Und dies ist die basale ethische Ausrichtung: zu prüfen, ob das, was wir denken, fühlen oder tun heilsam oder unheilsam ist – für uns selbst und für andere. Buddhistische Ethik beinhaltet, das Heilsame (in Körper, Rede und Geist) in uns zu stärken und das Unheilsame (dadurch) zu reduzieren.

Neff (2003a,b) betrachtet die achtsame Haltung des Nicht-Wertens und des freundlichen Interesses als eine wichtige Voraussetzung dafür, selbstbezogenes Mitgefühl (Self-Compassion) zu entwickeln (vgl. auch Beddoe/Murphy 2004; Block-Lerner et al. 2007).

Kuyken und Kollegen (2010) konnten in einer MBCT-Studie zeigen, dass Selbst-Mitgefühl ein entscheidender Wirkfaktor des Achtsamkeitstrainings ist. Auch hat sich in Studien gezeigt, dass die Teilnahme an einem MBSR-Kurs und die damit verbundene Achtsamkeitspraxis das selbstbezogene Mitgefühl bei Studenten (Birnie et al. 2010), Psychotherapeuten in Ausbildung (Shapiro et al. 2007) und Personen in verschiedenen Gesundheitsberufen fördern kann (Shapiro et al. 2005). Eine Untersuchung von Shapiro und Kollegen (2007) ergab, dass diese Förderung der selbstbezogenen Freundlichkeit zu einer Zunahme an Empathie führt. Dieses Ergebnis stützt die Aussage der Meditationslehrerin Pema Chödrön, wonach Mitgefühl für die eigene Person eine Voraussetzung für die Entwicklung zwischenmenschlicher Freundlichkeit ist.

Wenn wir mitfühlend auf uns selbst reagieren im Angesicht von schwierigen oder unangenehmen Erfahrungen, trainieren wir damit eine bestimmte innere Haltung im Umgang mit diesen Erfahrungen. Mit der Zeit gibt es dann eine Transferleistung nach außen und so können wir auch mitfühlender mit anderen Menschen sein.

Fazit – ein integratives Modell

Achtsamkeitspraxis ist sowohl für Klienten als auch für Berater und Therapeuten eine wirkungsvolle Methode der Selbstregulation, die hilft, den therapeutisch-beraterischen Raum offen zu gestalten und Selbst-Heilungsprozesse bei den Klienten anzustoßen.

Die Wirkmechanismen der Achtsamkeit, soweit sie im Moment bekannt sind – wie Aufmerksamkeits- und Emotionsregulation, Mitgefühl und Selbst-Mitgefühl, die Entwicklung einer Beobachterperspektive und Reperceiving -stehen nicht isoliert nebeneinander. Sie lassen sich in einem integrativen Modell verbinden (siehe Abb. 2):

Meditierende werden angeleitet, sich ihren Erfahrungen in einer achtsamen Weise zuzuwenden. Neben körperlichen Empfindungen und Gedanken werden dadurch auch Gefühle bewusst wahrgenommen. Diese gezielte Aufmerksamkeitslenkung ist zusammen mit der Kultivierung einer akzeptierenden und neugierig-offenen Haltung nach Corcoran und Kollegen (2010) eine grundlegende Voraussetzung für eine effektive Emotionsregulation (vgl. auch Hölzel et al. 2011a,b).

Letztere spielt wiederum eine wichtige Rolle für die Entwicklung von selbstbezogener Freundlichkeit. Diese wiederum stärkt auch die Empathiefähigkeit und diese Fähigkeit ist grundlegend für jede Form von Therapie oder Beratung. Achtsamkeit ermöglicht dem Therapeuten auf diese Weise selbst in schwierigen Situationen in der Lage zu bleiben, sich in seine Patienten hineinzuversetzen und mit ihnen mitzufühlen, ohne dabei jedoch von eigenen negativen Empfindungen, Gedanken oder Gefühlen überwältigt zu werden (Greason/Cashwell 2009; Shapiro/Carlson 2011).

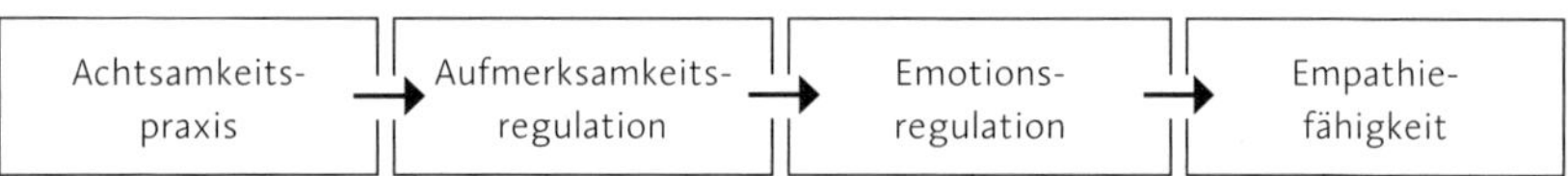

Abb. 2: Zusammenhang zwischen Achtsamkeitspraxis und Empathiefähigkeit (Weidenfeller et al. 2013, 309)

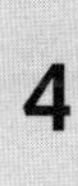
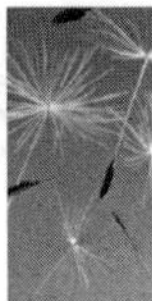

4 Der therapeutische Prozess

In diesem Kapitel sollen der inhaltliche Aufbau, die Struktur sowie die Übungspraxis des MBSR- und des MBCT-Programms dargestellt werden. Da Achtsamkeit ein erfahrungsorientierter Ansatz ist, hoffen wir einen Geschmack des achtsamkeitsbasierten Vorgehens vermitteln zu können und Anregungen für das eigene Üben von Achtsamkeit zu geben.

Einen gesonderten Abschnitt wollen wir dem achtsamen Umgang mit chronischen Schmerzen widmen, da dies ein wichtiges und zugleich herausforderndes Thema für die Anwendung achtsamkeitsbasierten Arbeitens ist.

Auch weben wir immer wieder die besonderen Herausforderungen des Unterrichtens von Achtsamkeit für den Lehrer bzw. Therapeuten in den Text ein und stellen die Prinzipien des erforschenden Gesprächs (Inquiry) dar, das ein wichtiger Bestandteil achtsamkeitsbasierter Ansätze ist.

Wenn die Methode der Achtsamkeit Sie anspricht, empfehlen wir als erstes einmal selbst an einem 8-wöchigen Kurs teilzunehmen. Wenn Sie Ihre Erfahrungen vertiefen möchten oder mit achtsamkeitsbasierten Verfahren arbeiten wollen, finden Sie weitere Hinweise für den Aus- und Weiterbildungsweg unter Literaturempfehlungen und Adressen.

4.1 MBSR und MBCT als Gruppeninterventionen

4.1.1 MBSR

MBSR ist ein pädagogisches Gruppenprogramm, welches zur Stressprävention und als Begleitmaßnahme für eine medizinische oder psychotherapeutische Behandlung angeboten werden kann. Es ist in diesem Sinne ein komplementärmedizinisches Programm, welches Ideen einer Lebensstilmodifikation sowie die Selbstverantwortung für Gesundheitsverhalten fördert und die Selbstheilungskräfte stärkt.

Als *intensive Kurzzeitintervention* (8 Wochen, s. u.) mit *standardisier-*

tem Curriculum finden MBSR-Kurse in *heterogenen Gruppen* statt, d.h. es kommen Menschen zusammen, die an unterschiedlichen körperlichen oder psychischen Problemen leiden oder auch nur Achtsamkeit erlernen wollen, um ihren Alltag bewusster zu gestalten.

MBSR fördert eine *bewusste Wahrnehmung* der Erfahrungen – sowohl angenehmer als auch unangenehmer – und unterstützt damit den Zugang zu inneren Ressourcen und zur individuellen Potentialentfaltung. Die *Hauptintervention* im MBSR ist die Übung der Achtsamkeit. Hierzu werden verschiedene Formen der Achtsamkeitspraxis angeboten, denen zwar dieselbe innere Haltung zugrunde liegt, die aber dennoch unterschiedliche Wirkungen haben. Die Hauptübungen sind der Body Scan, die Sitzmeditation, die achtsamen Körperübungen sowie die Gehmeditation.

Weitere wichtige Inhalte des Kurses sind die psychoedukative Vermittlung von Erkenntnissen aus der Stressforschung sowie das gemeinsame Erarbeiten von Schwerpunktthemen z.B. aus der kognitiven Psychologie oder Kommunikationswissenschaft, etwa Umgang mit schwierigen Gefühlen, achtsame Kommunikation etc. Auch Selbstachtung/Mitgefühl, Selbstsorge und der Umgang mit Schmerzen sowie die Achtsamkeitspraxis im Alltag sind wichtige Themen.

Die Merkmale eines MBSR-Kurses noch einmal zusammengefasst:

- Standardisiertes Curriculum
- Hauptintervention ist die Übung der Achtsamkeit in Form von unterschiedlichen Übungsformen
- Erfahrungsbasiertes Lernen
- Gruppenintervention mit heterogener Zusammensetzung
- Unterstützungsrahmen durch Gruppenlernen
- Ausrichtung auf die Dimension des Seins und der bewussten Wahrnehmung im Gegensatz zum Tun und Verändern
- Ausrichtung auf Ressourcenorientierung und Potentialentfaltung

Es werden 8 wöchentliche Sitzungen mit einer Dauer von 2,5 bis 3 Stunden durchgeführt. Die Gruppengröße kann bei MBSR variieren von 8 bis 30 Teilnehmer, je nach Möglichkeit und Vorliebe des Kursleiters. In der Regel wird nach der 6. Sitzung ein „Tag der Achtsamkeit“ angeboten. Dieser Übungstag findet überwiegend schweigend statt und dient der Vertiefung der Übungspraxis. Zudem beinhaltet das Kursformat die Durchführung intensiver Hausaufgaben: An 6 von 7 Tagen sollen die Achtsamkeitsübungen im Umfang von ca. 45 Minuten täglich mit Unterstützung einer Übungs-CD zu Hause praktiziert werden.

In einem intensiven Vorgespräch werden die Interessenten darauf hingewiesen, dass die Teilnahme an dem MBSR-Kurs mit hohen Anforderungen an Eigeninitiative und persönlichen Einsatz verbunden ist. Es entscheiden sich durchschnittlich 90 % der Interessenten nach dem Gespräch für die Teilnahme an dem Programm, ca. 85 % der Teilnehmer beenden den Kurs (z. B. Kabat-Zinn/Chapman-Waldrop 1988). Im Center for Mindfulness in den USA geht man mittlerweile dazu über, eine Informationsveranstaltung in einer Gruppe durchzuführen. Aber auch auf einer solchen Veranstaltung findet ein individuelles Gespräch mit dem Kursleiter statt, um über persönliche Fragen bezüglich der Teilnahme an dem Training zu sprechen. Auf der Basis unserer klinischen Erfahrung raten wir dringend zu einem Vorgespräch, durch das die Menschen ausführlich auf die Teilnahme an dem Kurs vorbereitet werden. Auch können Kontraindikationen (s. u.) ausgeschlossen und die Motivation überprüft werden. Damit zeigt der MBSR-Lehrer ein hohes Maß an Professionalität und kommt seiner Sorgfaltspflicht nach.

Indikation – Kontraindikation

Indikation:
Die Indikationen für einen MBSR-Kurs sind weit gefasst. Es kann der Wunsch sein, das Leben bewusster und selbstbestimmter zu leben, der einen Menschen zur Teilnahme motiviert oder ein allgemeines Interesse daran, Achtsamkeit zu erlernen.
Weitere Indikationen sind stressbedingte Symptome und der Wunsch nach einem sinnvollen Weg zur Stressreduktion.

Auch bei Belastungen durch körperliche oder psychische Erkrankungen z. B. chronische Schmerzzustände, häufige Infektanfälligkeit, Ängste oder Panikattacken, Hauterkrankungen, Schlafstörungen, Kopfschmerzen/Migräne, Magenproblemen, die oft als Stresssymptome einzuordnen sind, oder dem Burn-Out-Syndrom kann MBSR hilfreich sein, um den Umgang mit der Problematik zu verbessern, einer Chronifizierung vorzubeugen und die Heilung zu beschleunigen.

Sowohl bei somatischen als auch bei psychischen Problemen (z. B. Angststörungen oder Panikattacken, aber auch in Phasen akuter Depression), sollte zunächst die Indikation einer medizinischen oder psychotherapeutischen Behandlung abgeklärt und diese – wenn nötig – eingeleitet werden. Das MBSR-Programm ist kein Ersatz für eine solche.

Kontraindikation:
Nicht geeignet ist ein MBSR-Kurs für Menschen, die sich in einer akuten psychotischen oder suizidalen Krise befinden, ebenso bei akutem Substanzmissbrauch oder auch überhaupt in einer akuten Lebenskrise. Auch während einer Chemotherapie ist die Teilnahme an einem MBSR-Kurs meist kontraindiziert, weil die Patienten körperlich zu schwach sind und das Programm sie überfordern könnte.

Bei einer Posttraumatischen Belastungsstörung sollte individuell geklärt werden, ob der Kurs geeignet ist, da die Köperwahrnehmungsübungen im Einzelfall zu einer Reizüberflutung mit der Gefahr einer Retraumatisierung führen könnten. Dies muss aber nicht sein, ebenso kann die Verbesserung des Zugangs zu sich selbst, der achtsamen Körperwahrnehmung und den eigenen Grenzen auch zur Stabilisierung beitragen. Reddemann (2001) beschreibt die Wirkung der achtsamen Wahrnehmung folgendermaßen:

> Dagegen mag ein nicht beurteilendes, achtsames Umgehen Veränderungen, die ohnehin immer im Organismus ablaufen, verstärkt ins Bewusstsein bringen. Ohne dass es sofort ausgesprochen werden muss, verstärkt achtsames Wahrnehmen auch das Vertrauen in den Körper und dessen Fähigkeit, sich zu wandeln. [...] Wir meinen, dass eine achtsame Arbeit mit dem Körper, bei der es vor allem ums Spüren geht, die beste Form der Körperarbeit mit und für traumatisierte Menschen ist. (Reddemann 2001, 91)

Durch das allmähliche Herantasten an die Körperwahrnehmung können Menschen nach traumatisierenden Erlebnissen sukzessive wieder die Erfahrung machen, dass der Körper auch angenehmes Erleben bieten und ein Ort der Freude und Energie sein kann.

MBSR-Kursaufbau und Kursinhalte

Der Aufbau der einzelnen Stunden eines 8-wöchigen MBSR-Kurses ist sehr ähnlich. Das Treffen beginnt stets mit einer Achtsamkeitsübung von 30 bis 40 Minuten, um den Aspekt des Erfahrungslernens zu betonen und um den Teilnehmern die Möglichkeit zu geben, vom Tun-Modus des Alltagsbewusstseins in den Sein-Modus der Achtsamkeit umzuschalten. Im Anschluss an die Übungspraxis gibt es sowohl Zeit für einen achtsamen, erforschenden Dialog über die Erfahrungen des Übens in der Gruppe als auch zu denen, die beim Üben zu Hause gemacht wurden. Erläuterungen zum erforschenden Gespräch im MBSR und MBCT finden Sie in Abschnitt 4.5. Für jede Stunde gibt es ein bestimmtes Schwerpunktthema, wie z.B. was ist der Autopilot in Stunde 1 oder wie entsteht Stress, wie wirkt er sich auf unsere Lebensqualität aus und wann macht er krank in Stunde 4 oder Achtsamkeit in zwischenmenschlichen Kontakten (achtsame Kommunikation) in Stunde 6. Diese Themen muss der Kursleiter für jede Stunde präsent haben, sie werden aber nicht theoretisch eingeführt, sondern aus den mitgeteilten Erfahrungen der Teilnehmenden entwickelt bzw. erarbeitet. Untermauert werden können diese Themen im Kontext von Achtsamkeit dann noch durch ein Impulsreferat des MBSR-Lehrers. So ist seine Aufgabe und gleichzeitig auch Herausforderung, mit dem jeweiligen Thema innerlich in Kontakt zu sein, die Anknüpfungspunkte bei dem, was mitgeteilt wird, zu erkennen und das Thema aus dem aktuellen Gruppenprozess herauszuarbeiten.

Beispiel: In der ersten Stunde wird die Rosinenübung eingeführt – das achtsame, bewusste Essen einer Rosine in der Gruppe. Es geht darum, zwei Rosinen ganz wertfrei zu betrachten, so als sehe man sie zum ersten Mal. Sie werden unter Anleitung des Lehrers mit den Sinnen erforscht: Sehen, Riechen, Schmecken. Der Kau- und Schluckvorgang wird ganz achtsam und mit größtmöglicher Bewusstheit wahrgenommen. Neben der sensorischen Erfahrung geht es auch darum, die Konzepte, inneren Bilder, Assoziationen oder Gefühle und Körperempfindungen wahrzunehmen, die dieser achtsame Kontakt mit einer Rosine in uns auslöst. Nach der Übung sind die Teilnehmer eingeladen, ihre Erfahrungen in der Gruppe mitzuteilen.

Häufig wird u.a. Folgendes geschildert:

- Ich habe noch nie so bewusst eine Rosine gegessen.
- Es war eine sehr beeindruckende Erfahrung, dass beide Rosinen so unterschiedlich geschmeckt haben, die eine war süß, die andere sauer.
- Im Nachhinein ist mir aufgefallen, dass mir während der Übung überhaupt nicht langweilig war, was ich im Alltag aber häufiger erlebe, wenn ich mich mit einer Sache beschäftige. Irgendwann wird es mir dann zu langweilig.
- Eigentlich mag ich keine Rosinen, aber ich habe sie heute trotzdem probiert und es war weniger schlimm, als ich erwartet habe.
- Ich wurde so stark an meine Kindheit erinnert, dass es mir schwer fiel, bei der Sache zu bleiben. Meine Mutter sagte immer: „Mit Essen spielt man nicht“. Darüber habe ich dann nachgedacht. Erst die Anweisungen (der Leitung) haben mich dann immer wieder zur Rosine zurückgebracht.

Im anschließenden Gruppengespräch bewertet der Kursleiter die Erfahrungen der Teilnehmer nicht im Sinne von richtig oder falsch und er geht auch nicht auf die Inhalte der Erfahrungen ein. Z. B. fragt er nicht nach den genauen Kindheitserinnerungen, die aufgetaucht sind. Sondern er macht an diesem Beispiel deutlich, wie natürlich der Geist die jetzige Erfahrung mit früheren Erfahrungen vergleicht und wie wir in der Regel, ohne es zu bemerken, aus der Gegenwart abgelenkt werden. Er könnte auch in die Gruppe fragen, ob andere Teilnehmer eine ähnliche Erfahrung gemacht haben. Meist wird dies von einigen bejaht. Daran kann er erarbeiten, wie schnell der Autopilot aktiviert wird und dass uns dieses geistige Abschweifen im Alltag meist nicht bewusst ist. Deshalb kann es unser Handeln und Fühlen beeinflussen. Im Gruppenprozess des ersten Kursabends kann der MBSR-Lehrer die Gruppe nun einladen, diese Tendenz zum Abschweifen bis zum nächsten Treffen in ihrer Alltagerfahrung zu beobachten. Dass wir leicht abgelenkt sind, ist vielleicht für viele keine neue Erkenntnis. Konzeptuell wissen wir das. Aber durch die bewusste Aufmerksamkeitslenkung auf diesen Aspekt im Alltag, wird den Teilnehmern auf der Erfahrungsebene deutlich, wie wenig sie tatsächlich im Hier und Jetzt sind. Diese Erkenntnis kann gleichzeitig die Motivation stärken, diesen unruhigen, häufig abgelenkten Geist durch regelmäßige Meditation zu schulen.

Das 8-wöchige MBSR-Programm

Tabelle 1: Die einzelnen Sitzungen des MBSR-Programms

Das Vorgespräch
■ Intensive Aufklärung über das Programm und die damit verbundenen Anforderungen (persönlicher Einsatz, regelmäßiges Üben ca. 45 bis 60 Minuten am Tag). ■ Besprechen der theoretischen Hintergründe des MBSR-Programms als Ansatz, der Eigenverantwortung für Gesundheit und den Umgang mit Stress betont und selbstregulatorische Fähigkeiten stärkt. ■ Gespräch über eventuelle Hindernisse (z.B. zu viel Stress, keine Zeit, Aufkommen von unangenehmen Erfahrungen wie Unruhe oder Langeweile). ■ Erarbeiten von Zielen, die mit dem Kurs erreicht werden sollen. ■ Ausschluss von Kontraindikationen (akute Traumatisierungen oder Lebenskrise, akute Substanzabhängigkeit, akute psychische Probleme, ungenügende Reflexionsfähigkeit oder -bereitschaft). ■ Entscheidung über die Teilnahme am Programm.

Woche 1 – Achtsamkeit erforschen

Thema der Stunde:
Gegenseitiges Kennenlernen, theoretische Hintergründe der Mind-Body-Medizin in Bezug auf die selbstregulatorischen Fähigkeiten, die durch MBSR gestärkt werden sollen. Praktische Einführung in die Praxis der Achtsamkeit, Erschaffen eines sicheren „Raumes von Akzeptanz und Offenheit" inkl. Gruppenregeln.

Übungen der Stunde:
- Rosinen-Übung – Achtsames Essen
- Body Scan
- Achtsamkeit auf den Atem im Sitzen

Hausaufgaben:
- 6x pro Woche den Body Scan üben
- Eine Mahlzeit in der Woche achtsam einnehmen
- 9-Punkte-Übung

Woche 2 – Wie wir die Welt wahrnehmen

Thema der Stunde:
Funktionsweise der Wahrnehmung, Gegenüberstellung von unbewusster, automatischer Wahrnehmung bzw. Reaktionsweise (Autopilot) und einer kreativen Wahrnehmung und Reaktionsweise.
Besprechen der Erfahrungen beim Üben des Body Scans zu Hause mit Fokus auf dem Umgang mit (eventuellen) Schwierigkeiten, Betonung und Stärkung der Eigenverantwortung für das Gesundheitsverhalten.

Übungen der Stunde:
- Body Scan
- Achtsame Körperarbeit im Stehen
- Sitzmeditation mit Achtsamkeit auf den Atem

Hausaufgaben:
- 6x pro Woche den Body Scan üben
- Sitzmeditation (10–15 Minuten tägl.)
- Informelle Übung – eine spezifische Alltagstätigkeit, z.B. Spülen achtsam verrichten
- Wahrnehmung und Erfassen angenehmer Erfahrungen im Alltag

Woche 3 – Im Körper beheimatet sein

Thema der Stunde:
Es kann angenehm und kraftvoll sein, in der Gegenwart zu leben (Reflexion der angenehmen Erfahrungen). Auch achtsame Bewegung ist eine Form der Achtsamkeitsmeditation, Betonung auf Freundlichkeit und neugierigem Interesse sowie Respekt für die aktuellen körperlichen Grenzen bei der Übung und Kultivierung einer Haltung des „Nicht-Strebens".

Übungen der Stunde:
- Yoga-Übungsreihe im Liegen und Stehen
- Sitzmeditation mit Achtsamkeit auf Atem und Körper Optional: Einführung in die Gehmeditation

Hausaufgaben:
- Yoga-Übungen im Wechsel mit Body Scan
- Sitzmeditation mit Achtsamkeit auf Atem (täglich)
- Beobachtung gewohnheitsmäßiger Denkmuster und Reaktionsweisen; bewusste Wahrnehmung und Erfassen von unangenehmen Erfahrungen

Woche 4 – Stress mit Achtsamkeit begegnen

Thema der Stunde:
Wie Konditionierungen und Wahrnehmung unsere Realität formen, Stressauslöser und Stressreaktivität kennenlernen und die Folgen von chronischem Stress, proaktives Reagieren auf Stress und die Rolle der Achtsamkeit.

Übungen der Stunde:
- Achtsame Körperarbeit im Stehen
- Sitzmeditation mit Achtsamkeit auf Atem, Körperempfindungen und Körper als Ganzes – besonderer Fokus auf dem achtsamen Umgang mit Schmerzen

Hausaufgaben:
- Yoga-Übungsreihe im Wechsel mit Body Scan
- Sitzmeditation (20 Minuten) mit Fokus auf Atem, Körper und Körperempfindungen
- Bewusstmachung von Stressreaktionen im Alltag und der damit verbundenen Reaktivität

Woche 5 – Achtsamer Umgang mit Stress

Thema der Stunde:
Wie kann ich auf der Basis dessen, was ich bisher gelernt habe, anders mit Stress umgehen? Kreativ und sinnvoll antworten statt automatisch reagieren. Umgang mit stressverschärfenden Gedanken.

Übungen der Stunde:
- Sitzmeditation mit Fokus auf Atem, Körper, Geräusche, Gefühle, Gedanken und offenes Gewahrsein

Hausaufgaben:
- Täglich Sitzmeditation üben im Wechsel mit Yoga oder Body Scan
- Weitere Erforschung von Stressreaktionen und Umgang mit Stress: Ausprobieren alternativer, kreativer Reaktionsweisen;
- Fokus: der Atem als Anker, der uns hilft aus gewohnten Reaktionsmustern auszusteigen und stattdessen bewusst und kreativ zu reagieren.

Woche 6 – Achtsame Kommunikation und Umgang mit Gefühlen

Thema der Stunde:
Achtsame Kommunikation und Umgang mit (schwierigen) Gefühlen. Besprechen des bevorstehenden „Tages der Achtsamkeit“.

Übungen der Stunde:
- Achtsame Körperarbeit im Stehen
- Sitzmeditation mit mehr Betonung auf Stille
- Übung zur Achtsamen Kommunikation oder zum Umgang mit Gefühlen

Hausaufgaben:
- Im Wechsel weiteres Üben des Body Scans bzw. Yoga und der Sitzmeditation mit offenem Gewahrsein
- Achtsamkeit im Alltag

Tag der Achtsamkeit – ein Tag in Stille

Vertiefung der Übungspraxis:
Nach einer Austauschrunde und einigen Erläuterungen durch den Kursleiter wird an diesem Tag nicht mehr gesprochen – achtsamer Schweigetag inkl. Mittagessen im Schweigen.

Schwerpunktthema: die eigene Person und die eigenen Erfahrungen; ganz bei sich sein und trotzdem nicht alleine

Übungen des Tages:

- Sitzmeditation, Gehmeditation, Achtsame Körperarbeit im Liegen und Stehen, Body Scan, Bergmeditation.
- Kurzer Erfahrungsaustausch am Ende des Tages – es besteht meist kein großes Redebedürfnis.

Das Schweigen unterstützt den Geist dabei, zur Ruhe zu kommen. Wie der Sand in einem aufgewühlten Wasserglas sich langsam setzt und das Wasser wieder klar wird, wenn wir es in Ruhe stehen lassen, so setzen sich langsam die Unruhe in unserem Geist, die vielen Gedanken und Gefühle. Der Geist wird klarer und durchlässiger. Während des Übungstages gibt es aber auch jederzeit die Möglichkeit, mit dem Kursleiter zu sprechen, sollte dies nötig sein.

Woche 7 – Achtsamkeit im täglichen Leben

Thema der Stunde:
Besprechen der Erfahrungen im Nachklang des Tages der Achtsamkeit.
Achtsame Selbstsorge – bewusster Lebensstil:
Was nehme ich täglich auf/zu mir (bewusst und unbewusst)? Was nährt mich, was schwächt mich im Alltag?

Übungen der Stunde:

- Sitzmeditation mit offenem Gewahrsein, der Atem als Anker
- Achtsame Körperarbeit

Hausaufgaben:

- Praktizieren der Übungen ohne Anleitung (Förderung selbstständiger Meditationspraxis)

Woche 8 – Für sich Sorge tragen – Rückblick und Ausblick

Thema der Stunde:
„Die achte Woche ist der Rest Deines Lebens".
Reflexion über den Kurs und Erarbeiten der Frage, wie die Achtsamkeitspraxis in den Alltag integriert werden kann.
Idee: „Der Kurs ist zwar offiziell beendet, aber die eigentliche Arbeit beginnt erst jetzt."

Übungen der Stunde:

- Body Scan sowie Sitzmeditation überwiegend in der Stille

Hausaufgaben:

- Wenn Sie mögen, üben Sie wieder mit der CD, machen Sie sich die Übungspraxis zu eigen und üben Sie weiter auf die Art und Weise, wie es Ihnen entspricht und in Ihren Alltag passt.
- Rückblick und Ausblick
- Beendigung des Kurses mit einem Abschiedsritual

4.1.2 MBCT

Struktur und Aufbau des MBCT-Kurses sind dem MBSR-Kurs sehr ähnlich inkl. der grundlegenden Achtsamkeitsübungen wie Body Scan, Sitz- und Gehmeditation sowie achtsame Körperarbeit. Für MBCT-Kurse wird eine Gruppengröße von nicht mehr als 12 bis 14 Teilnehmenden empfohlen.

Die Unterschiede bestehen darin, dass MBCT in einem homogenen Gruppensetting stattfindet, d.h. die Teilnehmenden haben auf die eine oder andere Weise mit Depressionen, Ängsten oder anderen affektiven Störungen, wie zwanghaftem oder phobischem Verhalten zu tun. Das *übergeordnete Ziel* von MBCT ist, die Teilnehmer darin zu unterstützen, Fertigkeiten zu entwickeln, die ihnen helfen, einen erneuten Rückfall in eine Depression oder andere ungünstige psychische Zustände zu verhindern. Dies wird unterstützt dadurch, dass sie sich der eigenen Körperempfindungen, Gefühle, Gedanken und Handlungsimpulse bewusst werden und lernen, eine neue Beziehung zu diesen Erfahrungen zu entwickeln. Diese Beziehung ist gekennzeichnet durch eine Haltung des Anerkennens und Annehmens und nicht durch automatisierte Vermeidungsstrategien, die das negativ gefärbte Erleben eher aufrechterhalten und vertiefen (vgl. Kapitel 3.5).

Um dies zu unterstützen, liegt in der MBCT eine explizite Betonung darauf, den Teilnehmern schon sehr früh beizubringen, wie sie eine schlechte Stimmung und negative Gedanken zulassen können. Ziel ist, dass sie Erfahrungen damit sammeln, wie sie diese Symptome erkennen können und Vertrauen in ihre Fähigkeiten entwickeln, sinnvoll damit umzugehen bzw. hilfreich darauf zu reagieren. Dadurch werden die Menschen mehr und mehr fähig, sich bewusst auf ihre Gedanken und Gefühle zu beziehen, anstatt automatisch in depressiv gefärbtes Fühlen und Denken abzugleiten, ohne es steuern zu können. Unterstützt werden sie in der MBCT dabei durch Techniken der kognitiven Verhaltenstherapie, die in das Programm eingewoben sind und dazu dienen, ein verbessertes Bewusstsein dieser Muster zu fördern. Die Achtsamkeitsübungen helfen dann, sich von ihnen zu lösen.

Wichtig ist aber bei der Vermittlung von MBCT, dass die kognitiven Übungen auch mit der Haltung der Achtsamkeit – also nicht wertend, ergebnisoffen und mit freundlichem Interesse – in den Kursablauf eingebunden werden. Sie finden sich wie folgt in einzelnen Stunden des Kurses.

Übersicht über die kognitiven Übungen und Elemente in der MBCT

Sitzung 2:
- Übung zu Gedanken und Gefühlen
„Die Straße hinuntergehen"
- A-B-C-Modell emotionaler Probleme

Sitzung 4:
- Psychoedukation zur Depression
„Das Feld der Depression erforschen"
- Fragebogen zu automatischen Gedanken
- Diagnostische Kriterien einer Major Depression

Sitzung 7:
- Zusammenhang zwischen Aktivität und Stimmung
„Im Büro"
- Das Handeln verändern: Einen Mastery- und Pleasure-Plan erstellen
- Warnsignale für einen drohenden Rückfall erkennen

Sitzung 8:
- Notfallkoffer mit Handlungsplan zur Rückfallprävention

Die spezifischen Ziele der MBCT sind:

- Frühwarnsymptome einer veränderten Stimmung rechtzeitig zu erkennen,
- Distanzierung von negativen Gedanken erlernen,
- Grübelprozesse zu erkennen und aus ihnen auszusteigen,
- eine andere Beziehung entwickeln zu automatisierten kognitiv-emotionalen Mustern, die in eine schlechte Stimmung münden,
- Vermeidungsverhalten zu reduzieren, indem eine freundliche und akzeptierende Haltung allen Erfahrungen gegenüber entwickelt wird – den angenehmen ebenso wie den unangenehmen.

Diese Ziele werden erreicht durch bestimmte Fertigkeiten, die die Teilnehmer insbesondere durch die Praxis der Achtsamkeit entwickeln, aber auch durch die erforschende Reflexion der Übungserfahrungen mit dem MBCT-Lehrer, die sich in der Regel an das gemeinsame Üben anschließt.

Die Fertigkeiten, die durch MBCT gelernt werden sollen, sind laut Segal und Kollegen (2015, 114 ff.):

- Konzentration als gesammelte und fokussierte Aufmerksamkeit. Diese ist für alle weiteren Aspekte von MBCT entscheidend.
- Gewahrsein/Achtsamkeit gegenüber Gedanken, Gefühlen, Handlungsimpulsen und Körperempfindungen. Dies ist wichtig, da wir nicht hilfreiche Muster nur dann loslassen oder verändern können, wenn wir uns ihrer bewusst sind. Durch das achtsame Gewahrsein werden Verarbeitungskapazitäten nutzbar, die sonst durch Vermeidung oder Verdrängung verbraucht würden.
- Gegenwärtig sein – dies ist die basale Fertigkeit, die hilft, die Mechanismen der Konzentration und des Gewahrseins zu stärken.
- Dezentrierung als Form der Bewusstmachung von Gedanken, Gefühlen und Handlungsimpulsen, ohne sich in ihnen zu verstricken.
- Freundliches Gewahrsein – Nicht Anhaftung hilft, einen neuen Weg zu etablieren, mit schwierigen Erfahrungen umzugehen. Ein annehmendes Gewahrsein ermöglicht es, die Erfahrungen aus einer erweiterten Perspektive zu betrachten und so auf die Gesamtheit einer Situation zu antworten, anstatt auf Schwierigkeiten automatisch aus alten Mustern heraus zu reagieren.
- Loslassen – diese Fertigkeit stärkt kognitive Flexibilität und wird durch das Üben des Body Scans sowie der Atemwahrnehmung systematisch geschult. So übt man beim Body Scan, die Aufmerksamkeit auf ein bestimmtes Körperteil zu lenken, dort einige Augenblicke zu verweilen und die Erfahrung zu erkunden und dann – unabhängig von Vorlieben oder Abneigungen – loszulassen und weiterzugehen. Dieselbe Fähigkeit wird geschult, wenn man die Aufmerksamkeit auf den Atem lenkt und bemerkt, wenn die Gedanken abschweifen. Die Übung besteht in diesem Moment darin, das Abschweifen wahrzunehmen, loszulassen und wieder zurückzukehren zum Atem.
- Sein statt Tun – keine Zielorientierung. Dies ist der grundlegende Modus, der sich durch das gesamte MBCT-Programm zieht und der immer wieder und in allem, was den Ansatz ausmacht, geübt und gefördert wird. Er zeigt sich in dem, wie die Teilnehmer unterstützt werden, wie der Kursleiter die Übungen anleitet und was er durch seine Präsenz im Kontakt mit der gesamten Gruppe verkörpert. Das „Mit-der-Erfahrung-Sein", anstatt sie gleich zu verändern, repräsentiert die grundlegende Haltungsänderung auch Schwierigem gegenüber, die MBCT von vielen anderen Methoden unterscheidet.
- Achtsamer Körperkontakt bei schwierigen Erfahrungen. Durch die

Verankerung des Bewusstseins in der Körpererfahrung kann der Wechsel vom Tun-Modus zum Sein-Modus vollzogen werden. Durch ein verbessertes Körpergewahrsein können Frühwarnsymptome, Aversion und Stress besser erkannt werden und die Verarbeitungskapazitäten, die sonst für den Widerstand gegen die unangenehme Erfahrung gebraucht werden, sind frei für einen heilsamen Umgang mit der Schwierigkeit.

Indikation – Kontraindikation

Indikation: Empirisch aktuell am besten belegt ist die Indikation von MBCT als Rückfallprophylaxe im Rahmen depressiver Störungen mit drei oder mehr depressiven Episoden in der Vorgeschichte. Darüber hinaus liegen Hinweise darauf vor, dass sich MBCT auch als Behandlungsmaßnahme für akute depressive Störungen und Angststörungen eignet (Hofmann et al. 2010). Nähere Informationen dazu, was beim Einsatz von MBCT bei akut depressiven Patienten berücksichtigt werden sollte, geben Michalak und Kollegen (2012).

Erweiterter Indikationsbereich: Für andere Krankheitsbilder wie die bipolare Störung, soziale Phobie, Panikstörung, generalisierte Angststörung, Schlafstörungen sowie Anpassungsprobleme an schwere körperliche Erkrankungen wie Krebs und Multiple Sklerose, liegen Hinweise zur Effektivität des Programms vor (Khoury et al. 2013). Für die Arbeit mit der bipolaren Störung gibt es ganz aktuell ein erstes Manual von Deckersbach und Kollegen (2015), in dem die Adaptation der MBCT für diese Störung beschrieben wird.

Kontraindikation: Nicht geeignet ist ein MBCT-Kurs ebenso wie MBSR für Menschen mit akuter psychotischer oder suizidaler Symptomatik, bei akutem Substanzmissbrauch und in einer akuten Lebenskrise wie z. B. Verlust eines nahen Angehörigen. Zudem sollten die Teilnehmer gruppenfähig sein.

MBCT – Kursaufbau und Kursinhalte

Der Kursaufbau in Bezug auf die Betonung der Übungspraxis und des Erfahrungslernens ist identisch mit den Prinzipien im MBSR-Kurs (s. o.). Die Schwerpunktthemen sind auf Depression und Rückfallprophylaxe abgestimmt und können störungsspezifisch angepasst werden. D. h. in einem

MBCT-Programm für Zwangspatienten werden sich die psychoedukativen Elemente um den Umgang mit Zwangsgedanken und den Hintergrund dieser Störung drehen, ebenso wie bei MBCT-Gruppen für Angstpatienten, in dem es folglich um Entstehung, Aufrechterhaltung und den Umgang mit pathologischen Ängsten geht. **Für einen MBCT-Kurs wird in jedem Fall ein individuelles Vorgespräch empfohlen.**

Das 8-wöchige MBCT-Programm

1. Hälfte des Programms: Im Vordergrund steht das Erlernen der Achtsamkeitspraxis in den Sitzungen und im Alltag.

2. Hälfte des Programms: Im Vordergrund steht der Umgang mit derzeitigen und zukünftigen Stimmungsschwankungen auf der Basis der Achtsamkeit.

Tabelle 2: Die einzelnen Sitzungen des MBCT-Programms (Segal et al. 2015)

Das Vorgespräch
Das Vorgespräch für einen MBCT-Kurs ist in der Regel etwas länger als das Gespräch vor einem MBSR-Kurs. Es beinhaltet ebenfalls eine intensive Aufklärung über das Programm und die Anforderungen an den persönlichen Einsatz in Form der regelmäßigen Übungspraxis zu Hause. Aber darüber hinaus auch Fragen zu den bisher erlebten depressiven Episoden, deren Auslöser und den Umgang des Interessenten damit inkl. suizidaler Gedanken oder Handlungen. *Themen, die im Vorgespräch angesprochen werden, sind:* ■ Das Grundanliegen des Teilnehmers: Was führt Sie hierher? ■ Hintergründe zum Verständnis für die Anfälligkeit für einen Rückfall vermitteln. ■ Erläuterungen, wie MBCT dem Teilnehmer helfen kann. ■ Erläuterungen zur häuslichen Übungspraxis. ■ Aufklärung über Schwierigkeiten, die bei der Teilnahme am MBCT-Kurs auftreten können. ■ Herausarbeiten von Zielen, die mit dem Kurs erreicht werden sollen. ■ Entscheidung über die Teilnahme am Programm. ■ Praktische Absprachen.

Woche 1 – Achtsame Präsenz und der Autopilot

Ankommen und Kennenlernen, Erschaffen eines sicheren „Raumes der Akzeptanz und Offenheit“ inkl. Besprechen der Gruppenregeln (Schweigepflicht etc.).
Vorstellungsrunde der Teilnehmer und des Therapeuten.
Vermittlung von Grundprinzipien der Achtsamkeitspraxis.

Thema der Stunde:
Die Rolle des Autopilot-Modus im Alltag und damit einhergehende Konsequenzen.

Übungen der Stunde:
- Rosinen-Übung und Body Scan

Hausaufgaben:
- 6x pro Woche den Body Scan üben
- Achtsame Ausführung einer Alltagstätigkeit (z.B. Duschen)
- Eine Mahlzeit achtsam einnehmen (ähnlich der Rosinenübung)

Woche 2 – Im Kopf leben

Beginn mit Body Scan und anschließendem Austausch über die Erfahrung sowie das Üben des Body Scans zu Hause.

Thema der Stunde:
Den Unterschied verdeutlichen zwischen dem konzeptuellen Wahrnehmen der Welt (im Kopf) und einer erfahrungsbasierten, körperlichen Wahrnehmung.
Hindernisse beim Üben besprechen: Zeitmangel, unangenehme Erfahrungen wie Unruhe, Schmerzen oder Langeweile, Festhalten an angenehmen Erfahrungen etc. Die Besprechung der Übungserfahrungen dient vor allem dazu, eine Haltung gegenüber diesen Hindernissen zu entwickeln, die zum einen durch Akzeptanz gekennzeichnet ist und die gleichzeitig die Bereitschaft fördert, sich trotz der Hindernisse nicht vom Üben abhalten zu lassen.

Übungen der Stunde:
- Body Scan
- Sitzmeditation – 10 Minuten
- Übung zur Verbindung von Gedanken und Gefühlen

Hausaufgaben:
- 6x pro Woche den Body Scan üben
- 6x pro Woche Sitzmeditation mit Achtsamkeit auf den Atem üben
- Eine andere Alltagstätigkeit achtsam verrichten
- Die Aufmerksamkeit auf die Wahrnehmung von angenehmen Erfahrungen richten und diese notieren (Handout)

Woche 3 – Den zerstreuten Geist sammeln

Beginn: 5-minütige Übung zum achtsamen Hören oder Sehen

Thema der Stunde:
Der Geist hat die Tendenz, ständig aktiv zu sein, um Aufgaben zu Ende zu bringen und Ziele in der Zukunft zu erreichen. Körper und Atem bilden den Gegenpol, der uns hilft, wieder zur gegenwärtigen Erfahrung zurückzukehren. Dadurch können wir den Geist sammeln und beruhigen und uns vom Tun ins Sein entspannen.

Übungen der Stunde:
- Achtsame Körperarbeit im Liegen und Stehen
- Sitzmeditation – 30 Min. mit Achtsamkeit auf Atem und Körper (mit Fokus auf den Umgang mit starken Empfindungen)
- Drei-Schritte-Atemraum

Hausaufgaben:
- Einen Tag Dehnungsübungen in Kombination mit Sitzmeditation mit Achtsamkeit auf Atem und Körper, am nächsten Tag die Yoga-Übungsreihe
- Drei-Schritte-Atemraum – 3x täglich zu festgelegten Zeiten üben
- Die Aufmerksamkeit auf die Wahrnehmung von unangenehmen Erfahrungen richten und diese notieren (Handout)

Woche 4 – Aversion erkennen

Beginn: 5-minütige Übung zum achtsamen Hören oder Sehen

Thema der Stunde:
Erkennen, was uns aus der gegenwärtigen Erfahrung wegzieht, und präsent bleiben: Aversion gegenüber negativen Erfahrungen zieht kognitive Reaktivität nach sich (Rumination, Sorgen, Abschweifen in Tagträume, Handlungsimpulse).
Psychoedukation zur Depression – Das Feld der Depression erkunden.

Übungen der Stunde:
- Sitzmeditation – 30 Minuten mit Achtsamkeit auf Atem, Körper, Geräusche, Gedanken, Gefühle und offenes Gewahrsein
- Drei-Schritte-Atemraum – zur Bewältigung (responsive)

Hausaufgaben:
- Sitzmeditation mit CD
- Drei-Schritte-Atemraum – regelmäßig üben
- Drei-Schritte-Atemraum – zum Umgang mit schlechter Stimmung (responsive)

Woche 5 – Zulassen/Sein lassen

Beginn: 40-minütige Sitzmeditation (Atmung, Körper, Geräusche, Gedanken, Gefühle, offenes Gewahrsein). Im Rahmen der Sitzmeditation Vermittlungen erster Schritte hin zu einer Haltung des liebevollen „Um-sich-Kümmerns".
Besprechen der Übung und Besprechen der Hausaufgaben.

Thema der Stunde:
Bewusst eine andere Haltung zu unangenehmen Gefühlen, Gedanken und Körperempfindungen einnehmen – die Erfahrungen so sein lassen, wie sie sind und sich ihnen zuwenden.
Stärkung des Körpergewahrseins als Alternative zum Grübeln.

Übungen der Stunde:
- Sitzmeditation – Gewahrsein des Atems und Körpers sowie Anleitung, sich einer schwierigen Erfahrung bewusst zuzuwenden
- Drei-Schritte-Atemraum mit erweiterter Anleitung

Hausaufgaben:
- Im täglichen Wechsel Sitzmeditation oder Meditation zum Umgang mit Schwierigkeiten
- Drei-Schritte-Atemraum – regelmäßig üben
- Drei-Schritte-Atemraum – zum Umgang mit schwierigen Gefühlen (responsive)

Woche 6 – Gedanken sind keine Tatsachen

Thema der Stunde:
Eine neue Haltung zu (schwierigen) Gedanken einnehmen – „Gedanken sind mentale Ereignisse und keine Tatsachen."
Warnsignale für einen drohenden Rückfall erkennen.
Erste Vorbereitung auf den Abschluss des Programms: Strategien für die selbstständige Weiterführung der Achtsamkeitspraxis.

Übungen der Stunde:
- Sitzmeditation – Gewahrsein des Atems, des Körpers, der Geräusche und Gedanken/Gefühle mit besonderem Augenmerk auf unsere Beziehung zu den aufsteigenden Gedanken
- Übung zu Stimmungen, Gedanken und alternativen Sichtweisen
- Drei-Schritte-Atemraum – als „erster Schritt", wenn man negative Gedanken bemerkt

Hausaufgaben:
- Täglich eine 40-minütige Achtsamkeitsübung – freie Wahl (Sitzmeditation, Body Scan, Achtsame Körperarbeit)
- Drei-Schritte-Atemraum – regelmäßig üben
- Drei-Schritte-Atemraum – zum Umgang mit negativen Gedanken (responsive)

Tag der Achtsamkeit – ein Tag in Stille

Vertiefung der Übungspraxis:
Nach einer Austauschrunde und einigen Erläuterungen durch den Kursleiter wird an diesem Tag nicht mehr gesprochen – achtsamer Schweigetag inkl. Mittagessen im Schweigen.

Schwerpunktthema: Die eigene Person und die eigenen Erfahrungen; ganz bei sich sein und trotzdem nicht alleine.

Übungen des Tages:
Sitzmeditation, Gehmeditation, Achtsame Körperarbeit im Liegen und Stehen, Body Scan, Bergmeditation.

Abschluss:
Kurzer Erfahrungsaustausch am Ende des Tages.
Es besteht meist kein großes Redebedürfnis.

Woche 7 – Wie kann ich am besten für mich selbst sorgen?

Thema der Stunde:
Kluges, angemessenes Handeln nutzen, um angesichts niedergeschlagener Stimmung für sich selbst zu sorgen: Bedeutung von Aktivitäten in depressiven Phasen; Erkennen, was mir gut tut und es in Handlung umsetzen, dabei ist der Drei-Schritte-Atemraum immer der erste Schritt, bevor man sich zu einer Handlung entscheidet.

Übungen der Stunde:
Sitzmeditation – Gewahrsein von Atem, Körper, Geräuschen, Gedanken und Wahrnehmen der Reaktionen auf unangenehme Erfahrungen/ Schwierigkeiten

- Übung zur Erforschung des Zusammenhangs von Aktivität und Stimmung
- Übung: Mastery und Pleasure – Nährende und erschöpfende Aktivitäten ausgleichen:
  - „Wie kann ich Dinge, die mir guttun, häufiger tun?"
  - „Wie kann ich Dinge, die mich destabilisieren, am besten seltener machen?"
- Übung: Aktivitäten identifizieren, die helfen können, mit einem drohenden Rückfall oder Frühwarnsymptomen hilfreich umzugehen.
- Vorbereiten auf das Ende des Kurses

Hausaufgaben:

- Eine Achtsamkeitsübung auswählen, die man weiter üben möchte, auch über den Kurs hinaus, und sie täglich praktizieren
- Drei-Schritte-Atemraum – regelmäßig üben
- Drei-Schritte-Atemraum – zur Einleitung einer geeigneten Handlung

Woche 8 – Das Gelernte anwenden und erweitern

Die erste Übung an diesem letzten Abend ist der Body Scan. Hiermit haben wir den Kurs begonnen, und damit beenden wir ihn auch.

Thema der Stunde:
Rückblick auf das Erlebte und Gelernte während der vergangenen Wochen. Betonung der Wichtigkeit der weiteren täglichen Achtsamkeitspraxis auch nach Ende des Programms.

Übungen der Stunde:
- Body Scan
- Handlungspläne zur Rückfallprävention erarbeiten
- Wichtigkeit herausarbeiten, die Übungen weiterhin durchzuführen
- Rückblick und Ausblick
- Abschlussrunde – Abschlussritual

Hausaufgaben – Motto:
„Die Stunde 8 ist der Rest Deines Lebens."

Nachgespräch/Nachtreffen

Für MBCT wird dringend empfohlen, mindestens ein Nachtreffen mit der gesamten Gruppe anzubieten. Dieses sollte ca. 6 bis 8 Wochen nach Beendigung des Kurses stattfinden.
Inhalte dieses Nachtreffens sollte einerseits die gemeinsame Übungspraxis der bekannten Achtsamkeitsübungen sein.

Aber auch Raum für Reflexion und Sharing:
- Wie ist es mir gelungen, die Übungspraxis im Alltag weiter aufrechtzuerhalten?
- Was war schwierig? Wie bin ich damit umgegangen?
- Habe ich erneute Stimmungstiefs erlebt? Wie bin ich damit umgegangen?

Motivation stärken für die weitere Übungspraxis.

4.2 Die Übungspraxis

„Meditation ist keine Droge, die uns unsere konkreten Probleme vergessen lässt. Wenn wir unseren eigenen Geist und unser eigenes Leben intensiv betrachten, können wir allmählich erkennen, was wir tun und was wir lassen müssen, um in uns selbst und in der Gesellschaft wirklichen Frieden herbeizuführen“ (Thich Nhat Hanh 2001, 64).

In den Achtsamkeitsübungen, die in den 8-wöchigen Kursen vermittelt werden, kommen gleichermaßen eine Entwicklung von Bewusstheit für die gegenwärtige Erfahrung sowie die Entfaltung von Mitgefühl und Weisheit zum Tragen.

Die beiden Grundpfeiler von MBSR und MBCT sind die formellen Meditationsübungen (s. u.) und die informelle Praxis der Achtsamkeit im Rahmen der alltäglichen Routinetätigkeiten, der Kommunikation und des Umgangs mit Gefühlen und Körperwahrnehmungen.

4.2.1 Die formellen Achtsamkeitsübungen

Body Scan

Achtsame Körperwahrnehmung und ein guter Kontakt zu den Empfindungen des Körpers sind Teil eines jeden meditativen Übungsweges. Und auch in der westlichen Psychologie wird die Rolle der Körperwahrnehmung nicht mehr bestritten. So ist auch in achtsamkeitsbasierten Ansätzen die erste formale Übung eine Körperwahrnehmungsübung – der Body Scan. Der Body Scan, so wie er im MBSR- und MBCT-Kurs unterrichtet wird, dauert in der Regel 40 bis 45 Minuten. Bei regelmäßiger Übung ist man nach und nach in der Lage, auch mit kürzerer Übungsdauer eine intensive Körpererfahrung herzustellen.

Bei dieser Übung macht sich der Übende mit dem gesamten Körper vertraut. Die Übung besteht darin, auf dem Rücken liegend, mit der Aufmerksamkeit systematisch durch die einzelnen Körperteile zu wandern und das Körpergefühl zu erspüren. Wir beginnen zunächst mit der Konzentration auf die Atmung, spüren das Heben und Senken der Bauchdecke oder des Brustkorbs im Atemrhythmus und stimmen uns 2–3 Minuten darauf ein, um dann dazu überzugehen, die Körperwahrnehmung achtsam zu erforschen. Der Übende beginnt mit dem linken Fuß, richtet die Aufmerksamkeit dorthin, verweilt dort einen Moment bei den Empfindungen, lässt wieder los (egal was er dort fühlt, ob angenehm oder unangenehm) und geht mit der Aufmerksamkeit weiter zum Unterschenkel. Auf diese Weise durchkehren wir den gesamten Körper von den Füßen bis zum Kopf.

In der Body Scan Übung geht es nicht darum, an die jeweiligen Körperteile zu denken, sondern in die entsprechende Körperregion hineinzuspüren und mit Achtsamkeit und einer nicht wertenden inneren Haltung das wahrzunehmen, was wir spüren können. Und wenn wir das jeweilige Körperteil nicht spüren, dann ist es genau dieses Nicht-Spüren, was es wahrzunehmen gilt.

Zum Abschluss nehmen wir uns Zeit, den Körper noch einmal in seiner Ganzheit zu spüren. Wir liegen, überlassen den Atem sich selbst und spüren bei jedem Atemzug den Körper vom Kopf bis zu den Füßen. Wenn wir die Übung dann nach einer Weile beenden, besteht die Einladung, etwas von der Aufmerksamkeit und Sammlung mitzunehmen in die nächsten Augenblicke des Alltags und sich daran zu erinnern, dass die bewusste Verbindung mit dem Körper in jedem Moment unseres Lebens möglich ist.

Die Wirkung: Durch den Body Scan lernen die Teilnehmer auf praktische Art und Weise, im Körper zu sein und mehr auf seine Signale zu hören. Wir lernen den Körper auf eine neue Art kennen. Wir lernen, ihn zu erforschen und zu entspannen. Dabei ist das Erreichen von Entspannung nicht das vorrangige Ziel dieser Übung, sondern die achtsame und wertfreie Wahrnehmung des Körpers, so wie er sich im gegenwärtigen Moment anfühlt. Der Body Scan ist die erste Achtsamkeitsübung, die im MBSR-Programm gelernt und auch täglich praktiziert wird. Zusammen mit der Atembeobachtung bildet sie die Grundlage für alle weiteren Meditationstechniken einschließlich der Sitzmeditation.

Sitzmeditation

> „Die Meditation ist eine Art von Beschäftigung, wenn nicht gar die einzige, bei der es nicht darum geht, etwas zu erreichen oder irgendwohin zu gelangen, sondern darum, vollkommen da zu sein. Es geht im wahrsten Sinne des Wortes um unser Da-Sein“ (Kabat-Zinn 2001, 69).

Da die meisten Menschen das „Nicht-Tun“ nicht gewohnt sind und es nicht unserer Alltagsrealität entspricht, fällt es anfangs schwer, das „Nur-Sein“ oder „Nicht-Tun“ zu üben. Deshalb beginnt man im Kurs zunächst mit 5- bis 10-minütigen Sitzperioden, die langsam gesteigert werden, so dass die Teilnehmer schließlich in der Lage sind, eine 30-minütige Sitzmeditation (oder länger) durchzuführen. Sie wird entweder auf einem

Stuhl oder, wenn das möglich und erwünscht ist, auf einem Meditationskissen auf dem Boden oder auf einem Meditationsbänkchen durchgeführt. Wir sind eingeladen, eine möglichst gerade, würdevolle Körperhaltung einzunehmen mit aufrechtem Kopf, Nacken und Rücken, der Unterkiefer ist locker und entspannt. Der Übende beginnt damit, sich auf ein bestimmtes Objekt zu konzentrieren, meist den Atem. Dazu wählen wir entweder den Brustkorb oder die Bauchdecke, und beobachten die Atembewegung beim Ein- und Ausatmen. Auf diese Weise wird die Konzentrationskraft gestärkt und wir haben einen klaren Fokus. Der Atem ist wie ein Anker, auf den wir uns wieder besinnen können, wenn wir etwa durch Gedanken abgelenkt wurden.

Wenn wir auf diese Weise eine gewisse Tiefe von beständiger Konzentration entwickelt haben, können wir die Aufmerksamkeit langsam ausdehnen auf die wechselnden Erfahrungen. Hierzu konzentrieren wir uns bewusst nacheinander für einige Zeit (ca. 10 Minuten) auf Geräusche, Körperempfindungen, Gefühle oder den Gedankenstrom selbst. Mit Gedankenstrom ist hier das Kommen und Gehen der Gedanken selbst gemeint, nicht der Inhalt der Gedanken. Es wird also versucht, den Vorgang des Denkens zu beobachten, anstatt sich mit dem Inhalt der Gedanken zu identifizieren, wie wir es in der Alltagserfahrung normalerweise gewohnt sind.

Dabei geht es darum, so gut es geht, die innere Haltung des nicht wertenden Beobachters aufrechtzuerhalten. Versuchen wir auf diese Weise den Geist zu fokussieren, stellen wir fest, dass die Gedanken irgendwann wieder abschweifen oder dass wir uns im Inhalt der Gedanken verstricken. Dieses „Abschweifen“ oder „Sich-Verstricken“ geschieht vielleicht sehr häufig und jedes Mal ist es eine Gelegenheit, sich zu vergegenwärtigen, wohin der Geist gewandert ist z.B. zu bemerken, dass der Geist plant – dies stehen zu lassen ohne es zu bewerten – und dann wieder zum Atem oder dem jeweiligen Objekt der Aufmerksamkeit (z.B. den Geräuschen oder dem Gedankenstrom) zurückzukehren. Mit der Zeit und bei regelmäßiger Übung, kann es dann gelingen, Phasen von tiefer innerer Ruhe und Konzentrationskraft zu erleben.

Die Wirkung: Die Wirkung der Sitzmeditation ist sehr vielschichtig und kann sicherlich in ihrer gesamten Breite hier nicht erklärt werden. Sie hängt auch davon ab, wie oft und regelmäßig geübt wird und ob der Meditierende ein spirituelles oder eher weltliches Ziel mit der Praxis verfolgt. Allgemein kann aber gesagt werden, dass die Sitzmeditation uns einen tiefen inneren Frieden bringen kann und uns hilft, Weisheit und Erkenntnis zu entwickeln.

Sie ist das Kernstück der formalen Übungen, dies wird im MBCT-Kurs noch mehr betont als im MBSR, weil die Teilnehmenden durch die reine Beobachtung des Geistes am schnellsten mit Grübeltendenzen konfrontiert werden. So können wir am besten lernen, mit grüblerischen, negativen Gedanken anders umzugehen. Mit der Zeit erkennen wir durch das reine Beobachten, dass alle Empfindungen, Gedanken, Gefühle oder inneren Bilder, ebenso wie äußere Objekte, wie z. B. Geräusche oder Gerüche, vergänglich sind. Dies gilt auch für unangenehme Erfahrungen wie Schmerzen, schwierige Gefühle, wie Wut und Trauer oder negative Gedanken. Nichts bleibt, wie es ist. Aus dieser Erfahrung können Gleichmut, Klarheit und kreative Handlungsmöglichkeiten erwachsen.

Achtsame Körperarbeit

Bei den Übungen der achtsamen Körperarbeit liegt die Betonung, wie bei allen MBSR-Übungen, auf der Achtsamkeit und nicht darauf, ein bestimmtes Ziel zu erreichen oder die Übung „richtig zu machen". Die Übungen sind überwiegend an das Hatha-Yoga angelehnt und werden mit derselben inneren Haltung von Achtsamkeit durchgeführt, wie auch der Body Scan oder die Sitzmeditation. Es sind Übungen im Liegen, im Sitzen und im Stehen.

Die Wirkung: Die Übungen sind zum einen zu verstehen als eine sanfte, wirkungsvolle körperorientierte Meditationsmethode. Zum anderen stärken sie die Flexibilität und die Widerstandskraft des Körpers und kräftigen die Organe, während man lernt, auf alle Körperempfindung zu achten. Das regelmäßige Praktizieren der Yoga-Übungen unterstützt die Entwicklung von innerer Ruhe und Achtsamkeit. Außerdem hilft die achtsame Körperarbeit, die Signale des Körpers (wieder) besser zu verstehen und so das Feedback, das der Körper uns über unsere Bedürfnisse, Stimmungen und Befindlichkeit geben kann, wahrzunehmen. Dies kann insbesondere im Kontext von MBCT sehr hilfreich sein, um Frühwarnsymptome rechtzeitig zu identifizieren und gegenzusteuern.

Gehmeditation

Beim achtsamen Gehen wird jedem Schritt dieselbe interessierte, offene Aufmerksamkeit entgegengebracht, wie bei der Atemwahrnehmung jedem einzelnen Atemzug. Wir können die Gehmeditation in der Wohnung oder im Garten üben, aber auch bei all den Wegstrecken des täglichen Lebens. Hilfreich kann es sein, das Tempo ein wenig zu reduzieren, so dass wir uns auf die Kontaktempfindungen des Fußes konzentrieren können, die entstehen, wenn er den Boden berührt. Ein Schritt besteht aus den drei Komponenten: **abheben – nach vorne bewegen– aufsetzen.**

Und wenn der eine Fuß vorne aufsetzt, hebt der andere Fuß hinten schon wieder vom Boden ab. Wenn wir uns ein wenig darin geübt haben, so bewusst bei der Kontakterfahrung zu verweilen, dann können wir beginnen, den Fokus der Aufmerksamkeit zu erweitern auf die Bewegungen im Rest des Körpers, die beim Gehen entstehen. Falls sich der Übende dabei in Gedanken verliert, sind die Kontaktempfindungen der Füße der Anker, der hilft, wieder in die gegenwärtige Erfahrung zurückzukehren.

Die Wirkung: Das achtsame Gehen ist eine wunderbare Möglichkeit, bei einer Alltagstätigkeit die bewusste, wache innere Haltung zu üben, die uns hilft, mit der lebendigen Erfahrung des Augenblicks in Kontakt zu kommen und zu bleiben. Achtsames Gehen ist aber auch hilfreich, wenn wir sehr aufgewühlt oder emotional erregt sind. Wenn die Gedanken nicht zur Ruhe kommen und uns plagen, dann ist Gehmeditation eine gute Alternative zum achtsamen Sitzen oder zum Body Scan. Die rhythmische Bewegung beim Gehen und die Konzentration auf jeden einzelnen Schritt können helfen, die Geistestätigkeit zur Ruhe zu bringen.

Es gibt mittlerweile eine reichhaltige Auswahl an CDs mit Anleitungen für verschiedene Achtsamkeitsübungen. Hinweise hierzu finden Sie unter Literaturhinweise und Adressen.

Drei-Schritte-Atemraum

Eine Übung, die spezifisch im MBCT-Programm eingesetzt wird, ist der Drei-Schritte-Atemraum. Diese Übung bildet die Brücke zwischen dem, was die Teilnehmer im Kurs lernen und der Integration in die Alltagserfahrung. Die Hauptintention der Übung ist das Aussteigen aus dem Autopiloten. Die Übung ermöglicht auf eine sehr konkrete und einfache Weise, innezuhalten, sich zu vergegenwärtigen, was genau gerade in unserer Erfahrung im Vordergrund steht (Körperempfindungen, Gedanken und Gefühle), sie so zu belassen wie sie sind und sich auf den Atem zu fokussieren. Nach einer Phase der Konzentration und Sammlung richtet man dann mit einer erweiterten Bewusstheit für den Körper in seiner Ganzheit die Aufmerksamkeit wieder auf die Wahrnehmung des Augenblicks und kann eine Entscheidung treffen, was ein nächster sinnvoller Schritt in der jeweiligen Situation ist.

Die Übungsanleitung:

Schritt 1 – Gegenwärtigkeit: Die Aufmerksamkeit auf die gegenwärtige Erfahrung lenken – Körperempfindungen, Gefühle, Gedanken und kann ich alles so lassen, wie es ist?
Schritt 2 – Sammlung: Die ganze Aufmerksamkeit auf die Empfindungen des Atmens lenken.
Schritt 3 – Ausdehnung/Weitung: Den Fokus der Aufmerksamkeit vom Atem ausdehnen auf das Empfinden des ganzen Körpers, so wie er sich im Moment anfühlt. Die Körperhaltung spüren, den Kontakt zum Boden und für einige Momente in dieser Weite und Ganzheit verweilen.

Mit der Übung Drei-Schritte-Atemraum können wir immer wieder im Alltag üben, vom Tun- in den Sein-Modus umzuschalten, bei uns anzukommen, uns zu sammeln und zu zentrieren.

4.2.2 Die informelle Achtsamkeitspraxis

Zusätzlich zum Erlernen und regelmäßigen Üben der formalen Praktiken wird in achtsamkeitsbasierten Ansätzen sehr viel Wert auf die informellen Übungen gelegt, damit sich die ganze Kraft der achtsamen Bewusstheit im Alltag entfalten kann. Hierzu gehören das achtsame Verrichten von Routinetätigkeiten sowie das Beobachten von angenehmen und unangenehmen Erfahrungen und die Geist-Körper-Reaktionen darauf. Ebenso wird die zwischenmenschliche Kommunikation erforscht sowie der Umgang mit schwierigen Gefühlen und Gedanken.

Ziel ist, die alltäglichen Verrichtungen wie Spülen, Duschen, Aufräumen, Kochen, Essen oder Gehen etc. mit innerer Präsenz, Wachheit und Achtsamkeit durchzuführen. Aber auch bei Gesprächen, bei Auseinandersetzungen mit Kollegen oder Familienmitgliedern sowie bei der Arbeit, kann Achtsamkeit eine sinnvolle Bereicherung und kraftvolle Unterstützung sein, um das Leben lebendiger zu gestalten. Unser Leben ist eine Abfolge von Augenblicken, die wir entweder voll auskosten oder verpassen können. Oft tun wir die Dinge, die zu tun sind, „halbherzig“ ohne wache Präsenz, weil wir denken, wir wollen sie schnell hinter uns bringen, um uns dann endlich dem „eigentlichen Leben“ zuzuwenden. Durch die Praxis der Achtsamkeit lernen wir, dass dies ein Irrglaube ist, denn nur dieser jetzige Moment ist unser Leben. Wenn wir auf eine verheißungsvolle Zukunft warten, verpassen wir die Einzigartigkeit des Augenblicks.

Hierzu werden die Kursteilnehmer bereits ab der ersten Woche ermutigt, eine Alltagshandlung (z.B. Treppensteigen, Duschen) achtsam auszuführen. Im Laufe der Zeit soll dann Achtsamkeit in immer mehr Bereichen des Alltags praktiziert werden.

Die Bewusstheit des Erlebens im Hier und Jetzt kann zu einer inneren Festigkeit führen, die hilft, den Alltag gelassener zu leben. Manche Teilnehmer machen dabei die Erfahrung, dass sie ihr Leben und ihre Lebendigkeit zurückgewinnen. Sie lernen, von Moment zu Moment wieder selbst zu bestimmen, was im Alltag wirklich wichtig ist und auch die schönen Dinge wahrzunehmen.

4.3 Die achtsame „therapeutische“ Beziehung

Meditation ist laut Walach (2008) eine Intervention, „[...] die diejenigen Fähigkeiten trainiert, die von Therapeuten aller Richtungen und Disziplinen besonders erwartet werden: Aufmerksamkeit im gegenwärtigen Moment und die Fähigkeit, das was wahrgenommen wird, ohne Vorurteile und ohne Urteile gelten zu lassen [...]“ (Walach 2008, 108).

Aus der Therapieforschung wissen wir, dass die therapeutische Beziehung ein wichtiger Wirkfaktor ist (Lambert 1992).

Wie wir in Kapitel 1 dargestellt haben, sind sich die Begründer und Vertreter von MBSR und MBCT einig, dass die Kursleiter über eine intensive, tägliche Achtsamkeitsmeditationspraxis verfügen und das Prinzip Achtsamkeit tief durchdrungen haben sollten, bevor sie es lehren. Dabei gilt, dass die Lehrer bereit sind, denselben Einsatz in Bezug auf die tägliche Praxis zu bringen, wie sie es auch von ihren Teilnehmern erwarten. Nach Segal und Kollegen (2015) brauchen Lernende das Gefühl, dass der Lehrer sowohl die Fähigkeit als auch die Erfahrung mitbringt, mit den schwierigen Situationen umgehen zu können, die zwangsläufig auftreten werden. Hier bekommen Sie Unterstützung von dem vietnamesischen Meditationslehrer Thich Nat Hanh (2012), der schreibt: „Lehren bedeutet, mit anderen deine Erfahrungen (und auch deine Begeisterung) zu teilen. Wenn du nichts hast, was du teilen kannst, ist es selbstverständlich unmöglich zu lehren“ (Hanh 2012, 89).

Diese Haltung wird durch ein erstes Forschungsergebnis gestützt. In einer Meta-Analyse haben Khoury und Kollegen (2013) unter anderem herausgefunden, dass der Umfang der Achtsamkeitserfahrung des MBSR-/MBCT-Lehrers einen signifikanten Einfluss auf die Effektivität des jeweiligen achtsamkeitsbasierten Ansatzes hat. In dieser Richtung gibt es noch kaum Forschung, was aber in Zukunft sehr zu begrüßen wäre.

In der Vermittlung von achtsamkeitsbasierten Verfahren wie MBSR und MBCT werden höchst mögliche Glaubwürdigkeit und Authentizität angestrebt (Kabat-Zinn in McCown et al. 2011). Die grundlegende Annahme, von der aus die Lehrer den Achtsamkeitsansatz vermitteln, ist das Wissen um die tiefe innere Verbundenheit von Schüler und Lehrer, von Lernendem und Lehrendem. Viele MBSR-/MBCT-Lehrer bestätigen die Erfahrung, dass sie sich durch das Unterrichten von Achtsamkeit selbst sehr beschenkt und bereichert fühlen und dass jeder Kurs auch für sie selbst immer wieder eine tiefe Lernerfahrung ist. Da Achtsamkeit eben nicht einfach eine neue Technik ist, die man als Therapeut in seinen „Werkzeugkoffer" aufnehmen kann, ist das Durchdringen der Achtsamkeitsprinzipien für Lehrende so essentiell.

> „Denn Achtsamkeit ist nicht einfach nur eine neue Methode oder Technik, mit anderen bekannten Techniken und Strategien vergleichbar, die wir in dem einen oder anderen Bereich vielleicht hilfreich finden. Es ist eine Weise des Seins, des Sehens, des Einlassens auf die vielen Dimensionen unseres Menschseins und deshalb liegt darin eine Essenz, die nicht durch Techniken vermittelbar ist" (Kabat-Zinn in McCown et al. 2011, 11).

Diese „Weise des Seins", wie Kabat-Zinn es nennt, verkörpert der Lehrer indem er einen wertfreien, offenen Raum schafft, in dem die Teilnehmenden sich sicher und gehalten fühlen und auf dieser Basis mit sich und ihrem Leben wieder in einen lebendigen Kontakt kommen können.

So können Ressourcen, also das Gute und Tragende im Leben jedes Einzelnen, wieder deutlicher werden und gleichzeitig eine annehmende Haltung für das entstehen, was schwierig oder leidvoll ist, so dass neue, heilsame Wege des Umgangs damit gefunden werden können. Die meisten Teilnehmer empfinden es als sehr entlastend, dass es im MBSR- oder MBCT-Kurs nicht darum geht, etwas richtig oder perfekt zu machen, z. B. beim Body Scan, sondern dass sie lernen, sich auf sich selbst einzulassen und sich freundlich zu begegnen mit allem, was da ist. Auch wenn diese Haltung der selbstbezogenen Freundlichkeit anfangs ungewohnt und auch nicht immer leicht umzusetzen ist, entwickelt sie sich doch Schritt für Schritt zu einer wichtigen Qualität, die hilft, Stress zu reduzieren. So entsteht Raum für die Erkenntnis, dass wir in jedem Moment unseres Lebens Spielräume und Entscheidungsfreiheiten haben, die es zu entdecken gilt.

Diesen wertfreien, achtsamen Raum schafft der MBSR-/MBCT-Lehrer aus seiner eigenen Achtsamkeitserfahrung heraus. Die Grundhaltung dabei ist, dass wir alle gemeinsam auf dem Übungsweg und in jedem Moment, in dem wir uns für das achtsame Bewusstsein öffnen, Anfänger sind. Gleichzeitig hat der Lehrer einen Erfahrungsvorsprung, den er an die Teilnehmer weitergeben kann, indem er sie durch das Achtsamkeitstraining begleitet, die Übungen anleitet, das erforschende Gespräch und den Austausch moderiert und auch inhaltlichen Input gibt. Die Atmosphäre im Kurs ist freundlich, wohlwollend und immer wieder wird der Aspekt der Selbstfürsorge betont. Die Teilnehmenden sind eingeladen, auf sich selbst zu achten, ihre Grenzen wahr- und ernst zu nehmen und für sich zu sorgen. Das kann auch bedeuten, vielleicht eine vorgeschlagene Übung nicht mitzumachen oder sich dafür zu entscheiden, sich in der Austauschrunde nicht mitzuteilen. Es besteht kein hierarchisches Verhältnis, was auch dadurch zum Ausdruck gebracht wird, dass die Gruppe im Kreis sitzt und jeder jeden sehen und wahrnehmen kann. Man kommt zusammen und teilt Erfahrungen des Menschseins, in Offenheit und Verbundenheit. Dieses Verbundenheitsgefühl ist meist nicht von Anfang an vorhanden, denn zunächst einmal kommen ja fremde Menschen zusammen. Und doch ist es sehr erstaunlich, wie schnell dieses Gefühl der menschlichen Verbundenheit in der Gruppe entsteht. Das hängt unter anderem auch damit zusammen, dass eine Form von achtsamem Zuhören und Sprechen eingeführt und praktiziert wird, bei der die Menschen im Kurs lernen, mit sich selbst verbunden zu sein, wenn sie sich mitteilen. Gleichzeitig spüren sie die wohltuende Wirkung des achtsamen Zuhörens, ohne für das, was sie sagen, beurteilt zu werden und dadurch eine Verbundenheit mit den anderen Teilnehmern. Die, die zuhören, können von dem lernen, was mitgeteilt und im erforschenden Gespräch erkannt oder herausgearbeitet wird. Der MBSR-/MBCT-Lehrer schafft, wo möglich, eine Verbindung zwischen der Erfahrung des Einzelnen und den anderen Gruppenmitgliedern und so können diese erfahren, dass sie mit ihren vermeintlichen Unzulänglichkeiten oder Problemen nicht alleine sind.

Eine MBSR-Kollegin sagte mir kürzlich in einer Supervisionssitzung:

> „Ich habe durch das Lehren von MBSR und die Übung des achtsamen Zuhörens die Fähigkeit entwickelt, zu sehen, dass die Ursache dafür, dass Teilnehmer im Kurs schwierig sind, darin liegt, dass sie leiden. Und ich kann heute dieses „Leiden" hinter den Fragen oder Vorwürfen sehen, bevor bei mir das Gefühl ausgelöst wird, dass ich angegriffen werde. Das hilft mir, Mitgefühl zu entwickeln für die Menschen, die in meinen Kursen sind und ihnen mit Verständnis und Wärme zu begegnen, auch wenn sie schwierige Zeiten während des Kurses durchmachen".

Nicht selten werden diese schwierigen Erfahrungen, die man als Teilnehmer in einem 8-wöchigen Kurs machen kann, auf den Kurs, die Kursinhalte oder den Kursleiter projiziert und dies kann, wenn der Lehrer nicht in der Lage ist, in einer achtsamen Präsenz mit sich selbst und seinen Gefühlen zu bleiben, leicht zu Verstrickungen von Angriff und Verteidigung führen. Diese Mechanismen kennen wir aus psychotherapeutischen Kontexten als Übertragungs- und Gegenübertragungsphänomene und sie können natürlich auch in einem MBSR- oder MBCT-Kurs auftreten.

Der Lehrer bleibt in diesem Fall bei sich, übt sich darin, zunächst den automatischen Impulsen von spontanen Interpretationen oder Handlungsimpulsen zu widerstehen und innezuhalten. Er wird sich erlauben, bewusst wahrzunehmen, was an Gefühlen und Gedanken bei ihm ausgelöst wurde – mit einer neugierig-freundlichen Grundhaltung der Erfahrung gegenüber. In der Folge geht es darum, diesem inneren Raum, der durch das Innehalten und Hinspüren entsteht, zu vertrauen und daraus das Wissen darum, was hilfreich oder heilsam ist, entstehen zu lassen und eben nicht den inneren Impulsen von Verteidigung oder Lösungsvorschlägen zu folgen.

4.4 Das erforschende Gespräch – Inquiry

Beim Unterrichten von MBSR oder MBCT ist die Herausforderung für die Kursleiter einerseits fest verwurzelt zu sein in dem jeweiligen Curriculum und dies durchdrungen zu haben, aber gleichzeitig auch offen zu sein, für den dynamischen Prozess einer jeden Gruppe. Ein wichtiges Lernmedium in achtsamkeitsbasierten Verfahren ist das erforschende Gespräch/der achtsame Dialog (Englisch: Inquiry. Im Folgenden werden die Begriffe synonym benutzt). Dieses wird vom MBSR-/MBCT-Lehrer moderiert, um den Teilnehmenden die differenzierte Beschreibung ihrer Erfahrungen in Bezug auf die Gedanken, Gefühle und Körperempfindungen zu ermöglichen. Der achtsame Dialog regt damit eine vertiefte und klarere Selbstwahrnehmung an und hilft den Teilnehmern, ihre Erfahrungen in einen persönlichen Kontext des Verstehens zu bringen. Fragen, um diesen Prozess anzustoßen können z. B. sein: „Wo genau war dieses Gefühl der Enge im Körper am stärksten?“, „Hat es sich mit der Zeit verändert, und wenn ja, wie?“, „Welche Gedanken gingen damit einher?“, „War diese Körperempfindung von einer bestimmten Emotion begleitet?“.

Die Durchführung des erforschenden Gespräches wird von den Ausbildungsteilnehmern und auch den Anfängern im Unterrichten achtsamkeitsbasierter Verfahren häufig als Herausforderung erlebt. Dies liegt u. a. daran, dass eine Inquiry zu leiten damit zu tun hat, sich dem Nicht-Wissen und der Haltung der Ergebnisoffenheit zu überlassen und auf das zu vertrauen, was in dem jeweiligen Moment aus der Interaktion entsteht. In Therapie- und Berater-Ausbildungen werden wir aber eher darin geschult, zu wissen, was wir tun, warum wir es tun und wann welche Intervention zum Einsatz kommen kann oder sollte. Im erforschenden Gespräch der achtsamkeitsbasierten Ansätze verkörpern wir als MBSR-/MBCT-Lehrer Interesse, Neugier, Offenheit, Geduld, Stabilität und Präsenz. Wir sind offen, für das, was sich entfaltet und im jeweiligen Moment zeigt, dies können wir vorher nicht wissen. Jedes Mal, wenn wir die Teilnehmer einladen, ihre Erfahrungen zu beschreiben, öffnen wir uns für dieses Nicht-Wissen. Und in diesem Raum, den wir schaffen, kann auch leidvolles Erleben auftauchen und gehalten werden, mit Mitgefühl und Freundlichkeit.

Insbesondere, wenn wir als Psychotherapeuten ausgebildet sind, sind wir es gewohnt, unseren Patienten zu helfen, eine Lösung für ihre Probleme zu finden. Auch die Patienten ihrerseits erwarten das von uns. So kann die Haltung des Nicht-Wissens und der Ergebnisoffenheit für beide, Teilnehmer und Kursleiter, eine große Herausforderung sein.

Über den Sinn einer Inquiry sagen Segal und Kollegen 2015):

> „Das bedeutet, dass die Fragen des Kursleiters eine Offenheit für neue Entdeckungen reflektieren. In einer gemeinsamen Exploration mit dem Teilnehmer werden die Einzelheiten, die Bedeutung und die Relevanz einer Erfahrung untersucht, ohne schon im Voraus zu wissen, worum es dabei geht oder wie sich der Fluss des erforschenden Gesprächs entfalten wird. Dies steht im Gegensatz zu einem Ansatz, bei dem der Geist verändert werden soll, wobei der Kursleiter eine schon vorher bestehende Zielausrichtung über den Punkt hat, den er oder sie vermitteln möchte. Dann werden Fragen dazu benutzt, den Teilnehmer zu dieser vorgezeichneten Schlussfolgerung zu „manövrieren".
> Ein geschicktes Erforschen umfasst deshalb das Loslassen aller Erwartungen und des Bedürfnisses, das erforschende Gespräch zu einem bestimmten Ergebnis zu führen." (Segal et al. 2015, 286)

Die Fragen des MBSR-/MBCT-Lehrers sind offen, einladend und um Erlaubnis bittend. So kann ein erforschendes Gespräch begonnen werden mit einer Frage wie:

> **Kursleiter (KL):** „Du sagst, der Body Scan sei heute für dich gut gewesen. Darf ich Dir dazu noch eine weitere Frage stellen?"

Stimmt der Teilnehmer zu, könnte der Lehrer weiter fragen:

KL: „Was genau meinst du, wenn du sagst, der Body Scan war heute für dich gut?"

Hier wird nach der direkten Erfahrung gefragt, die mit dem Wort „gut" konzeptuell beschrieben und bewertet wird. Der Kursleiter könnte geneigt sein, sich damit zufrieden zu geben oder es allgemein positiv bestätigen, wenn ein Teilnehmer sagt, er habe eine „gute Erfahrung" gemacht.

Teilnehmer (TN): „Ich bin heute nur ganz selten abgeschweift und habe viele Körperteile bewusst wahrgenommen, viel mehr als sonst."
KL: „Was hast Du dabei gespürt."
TN: „Ich habe meinen Körper zwischendurch schwerer und wärmer erlebt als sonst immer. Es ist schon besser geworden."

Hier zeigt sich eine konkretere Beschreibung dessen, was erfahren wurde. Und der Teilnehmer lernt auch für sich selbst, seine Erfahrung zu differenzieren.

KL: „Darf ich noch mal nachfragen, was Du jetzt mit „besser" meinst?"
TN: „Ich schweife nicht so viel ab wie sonst."

Der MBSR-/MBCT-Lehrer könnte in diesem Dialog nun darauf hinweisen, dass hier ein Vergleich stattfindet zu anderen Erfahrung mit dem Body Scan und eine Bewertung vorgenommen wird, wann der Body Scan „gut" ist. Nämlich, wenn in diesem Fall Schwere und Wärme erlebt wird.

Und er könnte weiter fragen:

KL: „Und wie ist es denn für dich, wenn du beim Body Scan abschweifst?"
TN: „Das mag ich nicht, ich denke dann ich bin nicht achtsam und ich fürchte, dass ich es niemals richtig machen werde. "
KL: „Und wie fühlt sich das für dich an?"
TN: „Schlecht. Ich will das nicht. Ich mag es nicht, wenn ich so unruhig bin. "
KL: „Interessant. Und was ist jetzt?"
TN: „Hm, ja mir wird gerade deutlich, wie unfreundlich ich eigentlich mit mir umgehe, wenn ich nicht so funktioniere, wie ich das von mir erwarte. Und wie stolz ich bin, wenn ich meine Erwartungen erfülle. Das ist ein bekanntes Muster, das kenne ich schon lange. "
KL: „Und wie ist das jetzt für Dich wenn Du auf Deine Erfahrung schaust?"
TN: „Es macht mich traurig."
KL: „Wo spürst du denn die Trauer?"

TN: „In der Brust." – Schweigen

KL: „Kannst du dir erlauben, mit der Trauer zu sein?"

TN: „Ja, das tut gut, mir diesen Raum zu nehmen. "

KL: „Wenn ich Dich richtig verstanden habe, bist Du stolz, wenn Du es schaffst, bei der Erfahrung zu bleiben, dann hast du einen „guten" Body Scan gemacht und wenn Du abschweifst, dann hast Du einen schlechten gemacht und bist traurig."

TN: „Ja, so ist das."

KL: „Das Abschweifen ist etwas, was dauerhaft geschieht. Es gehört zu uns dazu."

TN: „Und warum strenge ich mich dann so an?"

KL: „Was ist das anstrengende? Den Body Scan zu machen oder gegen die Bewertungen anzugehen?"

TN: „Der Body Scan ist nicht anstrengend, aber die Tatsache, dass ich alles gut machen muss."

KL: „Kannst Du Dir vorstellen, dies in der kommenden Woche weiter zu beobachten? Es tauchen automatisch bei jeder Wahrnehmung angenehme oder unangenehme Bewertungen und Gefühle auf. Das ist ganz normal. Die Aufgabe ist jetzt nicht, die angenehmen mehr haben zu wollen und die unangenehmen weg haben zu wollen, sondern diesen Prozess einfach nur bewusst wahrzunehmen und an nichts festzuhalten."

TN: „Kann es sein, dass das der Hintergrund für meine Rastlosigkeit ist?"

KL: „Das weiß ich nicht, aber ich bin sehr darin interessiert, was du in der Woche beobachtest und am nächsten Termin berichtest."

Erfahrungen stehen lassen – zum Erforschen einladen

Der Kursleiter gibt keine Interpretationen oder Veränderungsvorschläge vor, dies wäre nach dem Satz *„Das mag ich nicht, ich denke dann ich bin nicht achtsam und ich fürchte, dass ich es niemals richtig machen werde"* sehr gut möglich gewesen. Hier könnte man auf die Muster und Interpretationen eingehen, die hinter der Aussage stecken. Je nach Stundenthema würde das sogar Sinn machen, wenn es z. B. um das Thema geht, wie schnell wir mit Verallgemeinerungen und negativen Selbstzuschreibungen unsere Stimmung beeinflussen können in Stunde 5. oder zum Thema „Gedanken sind keine Tatsachen" in Stunde 6.

In diesem Fall aber lädt der MBSR-Lehrer ein, mit der Erfahrung zu sein und schafft einen Raum, in dem sich der Teilnehmer selbst wahrnehmen und seine Erfahrung weiter erforschen kann.

Dies gilt auch für die Trauer. Ein natürlicher Impuls wäre etwa, den Teilnehmer zu trösten, ihm eine Lösung für den Umgang mit der Trauer anzubieten oder eine positive Perspektive aufzuzeigen. Die Trauer wird als unangenehm erlebt und soll deshalb verändert werden.

Aus der Sicht der Achtsamkeit gehen wir aber davon aus, dass die Trauer, wie alle anderen Erfahrungen auch, ein vergängliches Phänomen ist, das wir beobachten können – mit freundlichem Interesse. Erst das Nicht-Haben-Wollen schafft Unruhe, Kampf und schließlich Leid. Das nicht-urteilende Beobachten dagegen entspannt und erleichtert und diese Fähigkeit zu stärken, darin unterstützt der MBSR-/MBCT-Lehrer den Teilnehmer. Dabei ist er sich seiner eigenen Veränderungsimpulse sehr bewusst, geht ihnen aber nicht nach.

Weder die „anstrengende" Suche nach dem Angenehmen noch das Erleben von Trauer hören auf. Was im Verlaufe des Kurses aber aufhören kann, ist, dass der Teilnehmer die Universalität dieser Mechanismen von Anhaftung an das Angenehme und Ablehnung des Unangenehmen erkennt und nicht mehr darunter leidet. Dies wird unterstützt durch die geteilte menschliche Erfahrung aller Kursteilnehmer.

Wie weit jeder Einzelne mit dem Erforschen und Beobachten seiner eigenen Erfahrungen geht und welche Erkenntnisse auftauchen, liegt nicht im Ermessen oder in der Kontrolle des MBSR-Lehrers, sondern wird alleine vom Teilnehmer „bestimmt". Auch dies ist ja kein bewusstes Kontrollieren, sondern eher ein Zulassen.

Fazit

Mit der Inquiry in achtsamkeitsbasierten Ansätzen werden laut Segal et al. (2015) verschiedene Lernerfahrungen ermöglicht:

- Ein differenziertes Gewahrsein der Erfahrungen der Teilnehmer.
- Achtsamkeit heißt nicht nur, mit der Aufmerksamkeit bei einer bestimmten Erfahrung zu verweilen und sie wahrzunehmen, sondern es geht darum, in allen Einzelheiten wahrzunehmen, was genau in uns vor sich geht, also auch, wie wir kognitiv-emotional auf die Erfahrung reagieren.
- Durch die Art, wie der Kursleiter fragt und in Beziehung mit dem Teilnehmer tritt, kann sich die Art verändern, wie die Teilnehmenden ihre eigenen Erfahrungen wahrnehmen. Die Wahrnehmung wird präziser („Welche Körperempfindungen haben Sie bemerkt? Welche Gedanken? Welche Gefühle?"), angefüllt mit mehr Interesse und mit mehr Mitgefühl und die Identifikation mit der Erfahrung kann sich lockern.

Dabei wird häufig schon alleine das laut ausgesprochene Mitteilen einer Erfahrung als sehr hilfreich erlebt. So kann es laut Segal und Kollegen (2015, 283) „[…] eine Einladung sein, den Tatsachen ihrer eigenen Erfahrung zuzuhören – unbelastet von den allzu bekannten Sichtweisen, Urteilen oder Gewohnheiten, die meist den Kontakt mit ihrer Erfahrung verzerren".

Auf Seiten des Kursleiters können laut Segal und Kollegen (2015) bestimmte Qualitäten und Haltungen das Erforschen unterstützen. Diese sind:

- **Nicht-Wissen** – Diese Haltung beinhaltet, dass der Kursleiter nicht alle Antworten kennt und dies manchmal auch offen im Kurs mitteilt. Außerdem beinhaltet das Nicht-Wissen auch die Tatsache, dass wir nicht wissen, wie die Antwort des Teilnehmers sein wird, wenn wir fragen: „Möchtest du ein bisschen mehr darüber erzählen, was Deine Erfahrung war?"
- **Echtes Interesse** – das wir der Erfahrung des Teilnehmers entgegenbringen, ganz egal wie sie ist und was er mitteilt.
- **Freundlichkeit** – Diese Qualität beinhaltet, dass wir alles, was mitgeteilt wird, willkommen heißen. Diese Zustimmung kann auch durch teilnahmsvolle, nonverbale, bejahende Gesten zum Ausdruck kommen.
- **Achtsamkeit verkörpern** – Zum Erforschen gehört, dass wir unser Gewahrsein auf die Erfahrung des gegenwärtigen Moments richten und ihn nicht verändern wollen.
- **Keine Lösungen vorgeben** – Erforschen heißt, dass es nicht um Lösungen geht, sondern darum, Entdeckungen zu fördern.
- **Um Erlaubnis bitten** – Die Haltung des Erforschens beinhaltet auch die Sensibilität, zu spüren, wann eine Grenze erreicht wird und diese zu achten. Es bedarf dann einer Klärung mit dem Teilnehmer, bevor man weitergeht, z. B. „Kann ich Sie dazu etwas fragen?" oder „Wie ist das für Sie?"
- **Loslassen** – Erforschen heißt auch, immer wieder die in sich selbst wahrgenommene feste Zielausrichtung, die sagt, wo es lang gehen soll, loszulassen.
- **Offene Fragen stellen** – Dadurch unterstützt der Kursleiter die Aufrechterhaltung des Fokus auf die Erfahrung der Teilnehmer, z. B.: „Mögen Sie noch etwas mehr darüber sagen?" oder „Was geschah als Nächstes?"
- **Demut** – zum Erforschen gehört die Erkenntnis, dass der andere Mensch der Experte seiner eigenen Erfahrung ist, z. B. „Habe ich Sie richtig verstanden?" oder „Sie haben dies gesagt – ist das richtig?"
- **Anhaftung an Einsichten vermeiden** – Einsichten können entstehen, oder

auch nicht. Wir bemühen uns nicht, sie zu produzieren, indem wir z.B. fragen: „Warum glauben Sie, dass dies geschieht?“. Eine alternative Frage könnte hier sein: „Was haben Sie dazu bemerkt?“

Im Gegensatz zu Vorgehen und Zielen in der herkömmlichen Psychotherapie misst man in achtsamkeitsbasierten Ansätzen den individuellen lebensgeschichtlichen Erfahrungen oder Erinnerungen weniger Gewicht bei. Vielmehr strebt man eine ständige Anwendung der Achtsamkeit an (Achtsamkeit als Lebensprinzip). Achtsamkeitspraxis forscht nicht nach ätiologischen oder psychodynamischen Zusammenhängen und Ursachen. Gedanken und Gefühle werden nicht analysiert, gedeutet oder umstrukturiert, sondern als vergängliche Phänomene beobachtet. Insgesamt geht es eben nicht um den „Inhalt“ unserer Erfahrung (Gedanken oder Gefühle), sondern um das Erkennen und Beobachten der Prozesse und der emotional-kognitiven Strukturen, aber ohne sie zu verändern. So lernen die Teilnehmer, die normalerweise nicht bewussten, automatisch ablaufenden Mechanismen zu erkennen, zu erforschen und zu beobachten.

Dies zu verkörpern und z.B. durch Inquiry in den Teilnehmern zu unterstützen, ist eine der herausforderndsten Aufgaben für den MBSR- oder MBCT-Lehrer und erschließt sich in der Tiefe erst langsam und in jahrlanger eigener Meditations- und Übungspraxis.

4.5 Der achtsame Umgang mit Schmerz

In Kliniken, insbesondere in Schmerzzentren, wächst das Interesse an achtsamkeitsbasierten Interventionen zum Umgang mit chronischen Schmerzerkrankungen und auch in MBSR- und MBCT-Kursen finden sich häufig Teilnehmer mit chronischen Schmerzen. Insbesondere bei Depressionen gibt es eine hohe Komorbidität mit Schmerzerkrankungen und nicht selten sind Schmerzen Begleitsymptome von stressbedingten Belastungen. Gleichzeitig sind chronische Schmerzen fast immer ein Stressauslöser, weshalb Betroffene sich für einen MBSR-Kurs interessieren können.

Die Anzahl der in Deutschland an einer chronischen Schmerzerkrankung leidenden Patienten, beläuft sich lt. Deutscher Schmerzgesellschaft – DGGS (2015) auf ca. 13 Millionen. Die Deutsche Schmerzliga e.V. (2015) schätzt die Zahl der an länger andauernden und wiederkehrenden Schmerzen leidenden Menschen auf 12–15 Millionen. Davon sind 4–5 Millionen stark beeinträchtigt. Der Umgang mit dieser Problematik ist sowohl für Betroffene als auch für Behandelnde eine große Herausforderung. Wie

Achtsamkeit dabei helfen und das Leiden lindern kann, soll im Folgenden dargestellt werden.

Das Schmerzgeschehen als solches ist sehr komplex, da sowohl vielschichtige körperliche Verarbeitungsmechanismen als auch komplexe Prozesse im Gehirn beteiligt sind. Schmidt (2015) betont, dass es beim Schmerzerleben keine einseitige Signalwirkung vom Körper auf das Gehirn gibt, sondern eine Verarbeitung in beiden Richtungen stattfindet.

> „Damit ist neurophysiologisch belegt, dass der Umgang mit Schmerz und die Art der Schmerzverarbeitung maßgeblich darüber entscheiden, wie der Schmerz erlebt wird. Dieser Effekt geht über eine bloße Suggestion hinaus und ist neurophysiologisch solide verankert“ (Schmidt 2015, 117).

Weiter weist Schmidt darauf hin, dass es sich in der klinischen Anwendung der Achtsamkeit bei Schmerzen um ein relativ neues Feld der Forschung handelt. „Es gibt zwar schon einige Studien, die positive Wirkungen belegen, aber über die genauen Mechanismen, kann man bisher nur spekulieren“ (Schmidt 2015, 115).

Er betont in diesem Zusammenhang weiter, dass der entscheidende Faktor für das Schmerzerleben darin besteht, wie mit dem Schmerz umgegangen wird. Diese Sicht werde sowohl von der modernen Neurophysiologie als auch von der buddhistischen Weisheitstradition gleichermaßen anerkannt.

Dies lässt sich aus der täglichen klinischen Praxis bestätigen. Schmerzpatienten, die Achtsamkeit üben, berichten sowohl von reduziertem Schmerzerleben als auch davon, dass sie die Einnahme der Schmerzmedikation verringern können. Sehr interessant ist die Tatsache, dass sie auch häufig mitteilen, dass der Schmerz zwar immer noch da sei, sich physiologisch relativ gleich anfühle, sie jedoch eine deutliche Verbesserung ihrer Lebensqualität erleben würden. Dies zeige sich darin, dass sie wieder mehr am Leben teilhaben könnten und – obwohl der Schmerz zwar da sei – dieser aber nicht mehr eine so große Kontrolle über ihr restliches Leben ausübe.

4.5.1 Chronischer vs. akuter Schmerz

Bevor wir auf den achtsamen Umgang mit Schmerzen eingehen, erscheint es uns wichtig, die Unterscheidung zwischen akutem und chronischem Schmerz vorzunehmen.

Akuter Schmerz

Akuter Schmerz hat eine wichtige Überlebens-, Signal- und Schutzfunktion. Er ist örtlich und zeitlich begrenzt und hat in der Regel eine Ursache. Ausgelöst wird der akute Schmerz z.B. durch äußere Verletzungen oder Entzündungen im Körper. Hier ist zunächst kuratives Handeln geboten, mit der Notwendigkeit, Behandlungs- oder Reha-Maßnahmen einzuleiten, damit die Ursache des Schmerzes beseitigt werden kann. Auch zwingt ein akuter Schmerz häufig zur Ruhe und Schonung. Nach einer Erstversorgung und angemessenen Behandlung klingt der Schmerz normalerweise ab. Natürlich kann hier eine achtsame Haltung für den Umgang mit den Schmerzen hilfreich sein, diese kann aber die kurativen Maßnahmen nicht ersetzen. Dass Achtsamkeit akutes Schmerzerleben in Intensität und Aversität lindern kann, zeigen mittlerweile zahlreiche Forschungsergebnisse (Schmidt 2015).

Chronischer Schmerz

Das spezielle Charakteristikum eines akuten Schmerzes, die Warn- und Schutzfunktion, ist beim chronischen Schmerz häufig nicht mehr gegeben. Dauert der Schmerz über einen Zeitraum von mindestens 3–6 Monaten an, so gilt er als chronisch. Sofern der Schmerz weiterbesteht, ist davon auszugehen, dass Betroffene eine Vielzahl von (häufig) fehlgeschlagenen Behandlungsversuchen erleben. In der Folge kommt es nicht selten zu Schonhaltungen oder Bewegungseinschränkungen (Ausdauerbewegung findet nicht mehr statt) und dadurch zu einer Verstärkung der Schmerzen.

Durch sozialen Rückzug, Konflikte auf der Arbeit aufgrund von Arbeitsunfähigkeitszeiten und die Unsicherheit, wann oder ob der Schmerz jemals aufhört, entstehen psychische Probleme wie Depressionen und Ängste (Schmidt 2015). Die dauerhafte Belastung wirkt sich destabilisierend auf die emotionale Gesundheit und das Schmerzerleben aus. Es kommt zu einer psychischen Abwärtsspirale mit Hilflosigkeitsgefühlen und Kontrollverlust, die in schmerzbelasteten Zeiten noch verstärkt werden. Schmerz ist eine aversive Erfahrung.

Die natürliche, intensive Reaktion des Körpers auf Schmerz ist geprägt von Abwehr-, Flucht- oder Kampfverhalten, eine typische Stressreaktion. Beim akuten Schmerz ist diese Reaktion als Warnfunktion hilfreich, beim chronischen Schmerz verstärkt sie wiederum das Schmerzerleben durch das innere Abwehrverhalten.

Hieraus wird deutlich, dass nicht nur der körperliche Schmerz als solches, sondern der Umgang mit dem Schmerz, ein wesentliches Thema für Betroffene ist und hier kann Achtsamkeit sehr hilfreich sein.

Herausforderung Achtsamkeit

Chronische Schmerzpatienten müssen lernen, mit dem Schmerz zu leben. Das Üben von Achtsamkeit, bei dem es um Hinwendung und freundliches Interesse geht, ist aber vor dem Hintergrund dieser oben beschriebenen Dynamik eine große Herausforderung. Der natürliche Wunsch, den Schmerz loszuwerden, steht vermeintlich im Konflikt mit der Idee der achtsamen Wahrnehmung des Hier und Jetzt, wenn Schmerzen eben da sind.

Im klinischen Alltag drückt sich dies in Aussagen aus wie: „Ich bin eben ein unruhiger Mensch, ich muss immer unterwegs sein; Ablenkung tut mir gut, dann spüre ich meinen Schmerz nicht so sehr."

Diese Ablenkung ist im Alltag auch hilfreich. Im Handbuch Chronischer Schmerzen wird darauf verwiesen, dass u.a. Aufmerksamkeitszuwendung „[...] zentralnervös vermittelte instrumentelle Konditionierungsvorgänge anregen, die zur Schmerzchronifizierung beitragen" (Egle et al. 2015, 46).

Hier hilft Patienten zunächst eine Aufklärung darüber, was mit Aufmerksamkeitszuwendung im üblichen Sinne gemeint ist und wie die Aufmerksamkeitslenkung im Kontext der Achtsamkeit zu verstehen ist. Beides für sich hat jeweils seine Wirkung. Während die Aufmerksamkeitszuwendung im üblichen Sinne eine ablenkende Funktion hat, geht es bei der achtsamen Aufmerksamkeit darum, eine ganzheitliche Wahrnehmung zu ermöglichen. Der Schmerz wird wahrgenommen, ohne sich mit ihm zu identifizieren, so dass er nach und nach seine Macht über das psychische Wohlbefinden verliert. Ziel des achtsamen Umgangs mit Schmerz, ist eine Erweiterung des Aufmerksamkeitsfokus über den Schmerz hinaus, so dass auch stärkende Aspekte und Ressourcen des Lebens wieder in den Blick genommen werden können.

Dieser Prozess kann sehr lange dauern und benötigt Geduld, Ausdauer, Offenheit, Akzeptanz und Mitgefühl – Qualitäten, die durch Achtsamkeit kultiviert werden.

Hölzel und Brähler (2015) beschreiben fünf Phasen der Hinwendung zum Schmerz, die geprägt sind von:

1. Widerstand
2. Konzentration
3. Achtsamkeit und Neugier
4. Selbstmitgefühl
5. Uns demjenigen in unserem Erleben zuwenden, das schmerzfrei ist

Diese Phasen können in einer Meditation zum Umgang mit Schmerz durchlaufen werden. Vielleicht können Sie aber auch aus einer erweiterten Perspektive als Prozess gesehen werden, den man durchläuft, wenn man sich als chronischer Schmerzpatient darin übt, dem Schmerz achtsam zu begegnen.

Aus der Praxis – dem Schmerz achtsam begegnen

Die grundlegende Ausrichtung beim achtsamen Umgang mit Schmerz ist also, die innere Haltung zum Schmerz zu verändern in Richtung Akzeptanz, Offenheit, Freundlichkeit, Milde oder Selbst-Mitgefühl. Der Weg dahin ist für jeden Betroffenen unterschiedlich und jeder muss sein eigenes Tempo finden. Dies erfordert auch Geduld und Freundlichkeit vom Therapeuten. Manche Patienten brauchen eine individuelle Begleitung mit viel Zuspruch und Erklärungen, bevor sie mit der eigentlichen Achtsamkeitspraxis beginnen können. Andere finden relativ schnell einen Zugang zur Meditation und wenn sie von der Praxis positiv profitieren, braucht es von außen nur noch wenig Motivationshilfe für das regelmäßige Üben. Diese Patienten berichten, dass sie sofort spüren, wenn sie einen Tag nicht üben. Sie erleben dann wieder mehr Schmerzen, innere Unruhe sowie Erschöpfung.

Auch wenn die Prozesse individuell so unterschiedlich sind, gibt es einige allgemeine Aspekte, die im Folgenden beleuchtet werden sollen:

Beginnen Patienten mit chronischen Schmerzen durch die Achtsamkeitsübungen wie dem Body Scan, sich dem Körper zuzuwenden, brauchen Sie eine persönliche Unterstützung. Hilfreich ist mit ihnen über die Erfahrungen, die sie bei den Übungen machen, zu sprechen. Es reicht häufig nicht aus, sie z. B. mit Hilfe einer CD alleine üben zu lassen, ohne eine Möglichkeit der Reflexion.

Widerstand, der durch die Angst, dass der Schmerz stärker wird, ausgelöst werden kann, soll nicht verleugnet werden. Vielmehr ist es hilfreich, ihm behutsam Raum zu geben und ihn und die Angst zu würdigen.

Auch geht es nicht darum, dass der Schmerz durch die Meditationspraxis ausgeschaltet werden soll. Der Patient soll in seinem eigenen Tempo verstehen lernen, dass sich erst dann etwas verändern kann, wenn das „Verändern-wollen" im Sinne von Bekämpfen oder Verleugnen aufhört.

Je nach Motivation und auch Belastbarkeit können kleinere Achtsamkeitsübungen wie z. B. 5 Minuten bewusste Atemwahrnehmung im Sitzen angeboten werden, oder auch längere Achtsamkeitsübungen wie der Body Scan im Liegen oder eine Gehmeditation.

Hierbei ist es wichtig, dass die Patienten ihr eigenes Tempo finden, wie sie sich auf die Übungen und somit auf ihren eigenen Körper (wieder) einlassen.

Wichtig ist die Stärkung der Eigenverantwortung und des Kontrollerlebens. In diesem Zusammenhang kann es hilfreich sein, dass die Patienten zunächst z.B. beim Body Scan die schmerzhaften Körperstellen „auslassen“ können, um sich langsam an den Schmerz anzunähern. Dabei unterstützt eine erforschende, neugierige Haltung.

Es geht bei der Arbeit mit Achtsamkeit aber nie um Vermeidung, sondern immer um eine Haltung der Freundlichkeit zu sich selbst und Akzeptanz.

Werden der Body Scan oder eine andere Achtsamkeitsübung regelmäßig geübt, berichten Patienten u.a. über folgende Veränderungen:

„Ich kann meinen Körper wieder leichter wahrnehmen und ich kann meine Aufmerksamkeit wieder verstärkt in die Bereiche lenken, die neutral oder angenehm sind. Die habe ich kaum noch wahrgenommen, ich habe gedacht, ich bestehe eigentlich nur noch aus Schmerzen oder eben Ablenkung“.

„Mein Schmerz ist unverändert, aber ich kann viel leichter damit umgehen“.

„Ich habe nicht mehr so starke Ängste vor meinen Schmerzen“.

„Nun gelingt es mir im Alltag viel häufiger, einfach in den Schmerz hineinzuatmen und nach einer Zeit der Besinnung und Übung kann ich wieder normal im Alltag agieren“.

Beispiele aus der Praxis

Im Folgenden finden Sie ein Gespräch mit einer Patientin über die Erfahrung nach einem 30-minütigen Body Scan.

Patientin: „Diese Übung war die Hölle für mich, ich habe es kaum ausgehalten und ich sehe auch keinen Sinn darin.“
Therapeut: „Ich verstehe, dass die Übung sehr schwer für Sie war. Mich interessiert jedoch die Erfahrung, die Sie gemacht haben. Können Sie näher beschreiben, was sie mit „Hölle“ meinen?“
Patientin: „Darf ich denn ehrlich sein?“
Therapeut: „Ich bitte darum.“
Patientin: „Am liebsten wäre ich raus gegangen oder ich hätte Sie gerne samt Ihrer Anleitung aus dem Fenster geschmissen.“
Therapeut: „Können Sie sich vorstellen, die Übung noch mal zu machen, wenn Sie so enttäuscht und ärgerlich über mich sein dürfen?“

Patientin: „Meinen Sie denn, das könnte mir dennoch helfen?"
Therapeut: „Ich weiß nicht, ob es Ihnen helfen wird, ich möchte Sie lediglich zu einem Experiment einladen. Sie können mich meinetwegen den ganzen Body Scan über verfluchen oder beschimpfen, kommen dann aber immer wieder dorthin zurück, wo die Anleitung auf der CD gerade ist."

In der darauffolgenden Woche während der Reflexion über das Üben Zuhause:

Therapeut: „Haben Sie mich verfluchen können?"
Patientin: „Das habe ich ab und zu mal gemacht, aber es kam viel weniger vor als ich gedacht habe. Ich habe immer nur kurz, manchmal auf Sie, manchmal auf mich und manchmal auf das Leben geflucht, und danach konnte ich immer wieder zurückkommen. Die Übung ist mir jedoch sehr schwer gefallen, ich musste mich immer wieder überwinden. Ich habe festgestellt, dass ich dennoch etwas ruhiger geworden bin."

Erst nach wochenlangem Durchführen des Body Scans konnte die Patientin gelassener werden in der direkten Konfrontation mit dem Schmerz.

Was aus methodischer Sicht hier wichtig ist, ist, dass der Therapeut nicht davon gesprochen hat, dass die Patientin Akzeptanz üben „muss". Stattdessen wurde ihr Neugier und Experimentierfreudigkeit angeboten und sie hat das Angebot angenommen.

Ein weiteres Beispiel, wie sich Akzeptanz über einen langen Zeitraum entwickeln kann und Patienten dabei unter Umständen sehr viel Geduld brauchen:

Ich traf eine ehemalige Patientin zwei Jahre nach dem Tagesklinikaufenthalt zufällig vor der Klinik. Sie erkannte mich sofort wieder, und sagte etwas provokant: „Ich mache seit zwei Jahren täglich den Body Scan. Ich muss Ihnen jedoch sagen, dass ich den Body Scan fast genauso sehr hasse, wie am Anfang." Etwas irritiert fragte ich nach, ob ich sie richtig verstanden habe. Obwohl sie so starke Gefühle von Hass erlebe, übe sie den Body Scan noch immer. Auf meine Verwunderung hin, wie sie das denn schaffe, antwortete sie mit einem „zwinkernden Auge":
„Wenn ich ihn nicht mache, dann muss ich nachmittags oder abends eine Schmerztablette nehmen und die hasse ich noch mehr."
„Was bringt Ihnen denn die Praxis der Achtsamkeit?"
„Mir fällt es nach wie vor im Alltag sehr schwer, die Aufmerksamkeit bei mir zu halten. In meinem Beruf werde ich sehr darin unterstützt, die Auf-

merksamkeit immer wieder von mir abzulenken, ich muss ohne Unterlass funktionieren. Nur ganz langsam mache ich Fortschritte. Aber ich muss gestehen, dass die Tagesklinik bislang das einzige war, was mir geholfen hat, meinen Konsum von Migränetabletten zu reduzieren. Doch es erscheint mir noch ein langer Weg zu sein."

Dies ist ein Beispiel dafür, dass man die Übungen tatsächlich auch nicht mögen oder lieben muss und dass sie trotzdem eine positive Wirkung haben können.

Menschen mit chronischen Schmerzen achtsam zu begleiten heißt, ihnen den Schmerz zuzumuten, sie aber damit nicht alleine zu lassen, sondern den Schmerz mit ihnen zu teilen. Dafür ist die eigene Meditationspraxis von unschätzbarem Wert.

4.6 Grenzen und Nebenwirkungen der Achtsamkeit

Das Erlernen von Achtsamkeit ist für Anfänger oft gar nicht so einfach. Häufig kann es zu einer Art „Erstverschlimmerung" kommen, wenn wir uns mit der achtsamen Haltung nach innen wenden und bewusst wahrnehmen, was wir fühlen, denken oder im Körper empfinden.

So ist bei all dem Enthusiasmus in Bezug auf Achtsamkeit, den es zurzeit zu verzeichnen gibt und der natürlich auch auf die vielen positiven Forschungsergebnisse zurückzuführen ist, auch ein Wort der Vorsicht angebracht.

Man kann heutzutage leicht den Eindruck bekommen, dass Achtsamkeit eine magische Pille ist, die man ohne Anstrengung anwenden kann. Wir beobachten unseren Atem und alle Probleme sind gelöst. So ist Achtsamkeit sicherlich nicht zu verstehen. Wir lernen in achtsamem Gewahrsein, uns der Erfahrung zuzuwenden und das ist schwierig und kann unangenehm sein. Die Achtsamkeitsmeditation verändert nicht die Erfahrungen der Menschen, und weil das so ist, können die Dinge sich zunächst einmal schlimmer anfühlen, bevor sie sich besser anfühlen. Je bewusster wir werden, desto mehr kann auch ausgelöst werden. Achtsamkeit kann Trauer auslösen oder alle möglichen anderen Emotionen, die von einem erfahrenen Lehrer im Raum der Achtsamkeit und des Mitgefühls gehalten werden müssen.

Achtsamkeitsbasierte Verfahren bieten keinen schnellen Weg der Problemlösung, sondern sind eine Einladung zur direkten, aktiven Auseinandersetzung mit der Realität von Stress, Depression oder anderem Leid in unserem Leben. Dies beinhaltet, die Stresssignale oder depressiven Frühwarnsymptome klar zu sehen und ihren Einfluss auf unser Leben, auf unsere Beziehungen sowie unser Verhalten. Achtsamkeitspraxis macht nichts weg, sondern verdeutlicht die Dinge. Und das kann mitunter sehr unangenehm sein.

Von dieser Perspektive des „klaren Sehens“ aus, wie Stress oder depressives Fühlen und Denken uns beeinflussen, werden wir fähig, heilsame neue Wege zu finden, mit den Schwierigkeiten in unserem Leben umzugehen und uns auf sie zu beziehen. Und das will immer wieder praktiziert werden. Achtsamkeit ist ein Übungsweg, der zum Erwachen führt. Und dieses Erwachen beinhaltet Bewusstheit für das ganze Spektrum des Lebens – das Schöne und das Hässliche, das Gute und das Böse. Und in diesem Sinne ist Achtsamkeit die Einladung, das ganze Leben zu umarmen und auch den Herausforderungen mit Würde zu begegnen.

5 Evaluation

Zahlreiche Forschungsgruppen weltweit haben in den letzten Jahrzehnten die Wirkungsweise einer achtsamen Haltung im Allgemeinen und achtsamkeitsbasierter Methoden, wie beispielsweise MBSR und MBCT im Besonderen, untersucht. Dabei ist die Anzahl der Publikationen zum Thema Achtsamkeit in den letzten zehn Jahren exponentiell angestiegen (siehe Abb. 3):

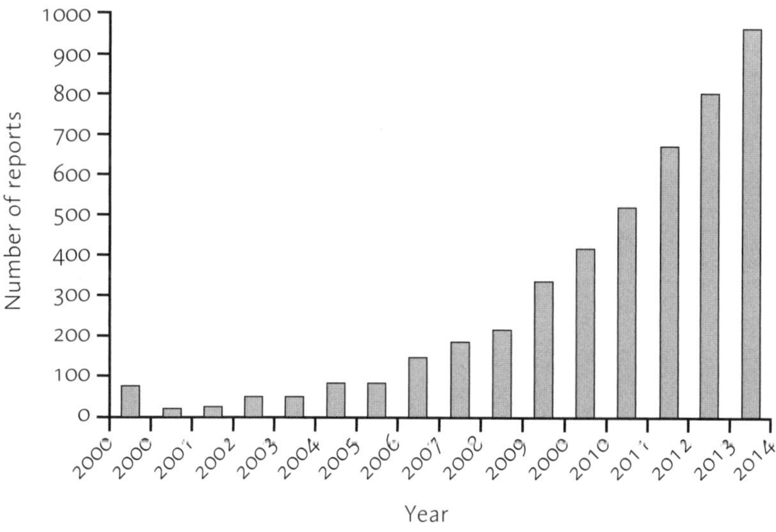

Abb. 3: Anzahl publizierter Studien zur Achtsamkeit (Pagnini/Philips 2015)

Im Folgenden wird ein Überblick über die Befunde der empirischen Forschung zur Achtsamkeit mit besonderem Fokus auf MBSR und MBCT sowie Befunden zu neuropsychologischen Korrelaten der Achtsamkeit und ihren Wirkfaktoren gegeben. Daran anschließend werden einige Befunde der Mitgefühlsforschung erläutert und zu guter Letzt ein Überblick über Instrumente zur Messung dispositioneller Achtsamkeit gegeben.

5.1 Forschung zu MBSR

Die Mindfulness-Based Stress Reduction von Jon Kabat-Zinn ist die nach Baer (2003) am meisten zitierte Interventionsmethode mit achtsamkeitsbasierten Elementen. Der amerikanische Verhaltensmediziner stellte 1982 zum ersten Mal ein Programm vor, das mit der Anwendung von Meditationstechniken versuchte, Patienten mit chronischen Schmerzen Linderung zu verschaffen. Das Programm, das zu dem Zeitpunkt noch als Stress Reduction and Relaxation Program (SR & RP) bekannt war, nutzte im Rahmen meditativer Übungen das Einüben von Achtsamkeit zur Selbstregulation (Kabat-Zinn 1982). Teilnehmer waren Patienten mit chronischen Schmerzen, deren Verfassung medizinisch nicht weiter verbessert werden konnte oder die mit den Resultaten der medizinischen Versorgung nicht zufrieden waren. Grossman und Kollegen (2004) haben eine der ersten, umfassenden Metaanalysen zur Wirksamkeit des Programms und seinem gesundheitlichen Nutzen durchgeführt. Sie fanden positive Ergebnisse für die unterstützende Begleitung einer großen Spannbreite von Störungen und Erkrankungen (z. B. chronische Schmerzen, Fibromyalgie, koronare Herzerkrankungen, Krebserkrankungen, Angststörungen, Depressionsneigung, Psoriasis). Sie ermittelten konsistente mittlere bis große Effektstärken über sehr verschiedene Stichproben hinweg. Diese Befunde legen nahe, dass das Üben von Achtsamkeit sowohl die Fähigkeiten, mit Belastungen des täglichen Lebens umzugehen, fördert als auch den Umgang mit ernsthaften Erkrankungen (z. B. Krebserkrankungen, Angststörungen) oder Stressbelastungen. Sogar die Funktion des Immunsystems kann durch ein Achtsamkeitstraining gestärkt werden (Davidson et al. 2003).

Neben zahlreichen empirischen Einzelbelegen wurden in den letzten Jahren einige Metaanalysen durchgeführt, die die Wirksamkeit achtsamkeitsbasierter Methoden zur Stressbewältigung über verschiedene Anwendungsfelder hinweg überprüft haben.

Bohlmeijer und Kollegen (2010) führten beispielsweise eine umfassende Analyse zur Wirkung achtsamkeitsbasierter Therapien auf die psychische Gesundheit bei Patienten mit chronischen somatischen Erkrankungen (z. B. Krebserkrankungen, Fibromyalgie, rheumatische Arthritis, chronisches Fatigue-Syndrom) durch. Sie untersuchten dabei vor allem Einflüsse der MBSR-Intervention auf Depressivität, das Erleben von Angst und psychologischen Distress (Baer 2003; Grossman et al. 2004; Hölzel et al. 2010; Veehof et al. 2011; Khoury et al. 2013). In ihre Analyse wurden acht randomisierte kontrollierte Studien (RCT) einbezogen. Sie fanden einen kleineren Effekt auf die Depressivität der Patienten sowie mittlere Effekte hinsichtlich der Reduktion von Angstsymptomen und allgemeinem psychologischem Distress.

Auch für die unterstützende Behandlung von Krebserkrankungen hat sich das MBSR-Programm als günstig erwiesen. Bei Brustkrebs-Patientinnen wirkt sich die achtsamkeitsbasierte Intervention positiv auf die wahrgenommene Lebensqualität und die emotionale Kontrolle aus. Ebenso zeigen die Patientinnen bessere Coping-Strategien, weniger Stress und Depressivität, mehr Resilienz sowie weniger Angst vor einem erneuten Auftreten der Erkrankung (Cramer et al. 2012; Zainal et al. 2012).

Nicht nur Menschen mit einer (chronischen) Erkrankung können von der Achtsamkeitsmeditation profitieren. Zahlreiche Studien belegen auch in nicht-klinischen, gesunden Stichproben gute Effekte. MBSR wirkt sich positiv auf akute Angstzustände sowie Ängstlichkeit als Persönlichkeitsmerkmal, Stress, Kognitionen, negative Emotionen, Aufmerksamkeit, Wohlbefinden, Emotionsregulation, Wahrnehmung und Empathie aus (Sedlmeier et al. 2012; Chiesa/Serretti 2009; Keng et al. 2011). Sedlmeier und Kollegen überprüften des Weiteren, ob sich die von ihnen analysierten Studien von nicht publizierten Studien unterschieden, fanden gleiche mittlere Effektstärken und konnten so einen Publikations-Bias ausschließen.

Auch in Berufsgruppen des Gesundheitswesens, die ein großes Stresspotential aufweisen (Ärzte, Krankenschwestern und Psychologen), wirkt sich ein Achtsamkeitstraining positiv auf den Umgang mit den täglichen Stressbelastungen, die Neigung zum Grübeln (Rumination) sowie negative Affekte aus, sogar noch nach drei Monaten (Martin-Assurero/Garcia-Banda 2010).

5.2 Forschung zu MBCT

In der ersten Studie zur Überprüfung der Wirksamkeit der achtsamkeitsbasierten kognitiven Therapie (MBCT) verglichen Teasdale und Kollegen (2000) zwei Gruppen von Patienten, die zuvor mindestens zwei depressive Episoden erlebt hatten. Eine Gruppe erhielt die Standardbehandlung (treatment as usual, TAU), während die andere Gruppe zusätzlich ein Training in MBCT erhielt. An dieser initialen Untersuchung nahmen 145 Patienten teil, die den Gruppen zufällig zugeordnet wurden. Das Ergebnis ihrer Untersuchung zeigt, dass sich Patienten der MBCT-Bedingung, die zuvor zwei depressive Episoden erlebt hatten, nach 60 Wochen nicht in der Häufigkeit einer erneuten depressiven Episode von den Patienten der TAU-Bedingung unterschieden. Für Patienten, die drei oder mehr depressive Episoden durchlebt hatten, zeigte sich jedoch ein signifikanter Unterschied zu den Patienten der TAU-Bedingung: nach 50 Wochen hatten 66 % der Patienten der TAU-Bedingung einen Rückfall erlebt, während im selben Zeitraum nur 37 % der Patienten mit MBCT einen Rückfall durchlebten.

Ma und Teasdale (2004) führten eine weitere Studie durch, die wiederum 75 Patienten mit mehr als zwei depressiven Episoden zufällig zu einer TAU- und einer TAU-plus-MBCT-Gruppe zuteilten. Auch in dieser Studie zeigte sich, dass die zusätzliche Behandlung mit MBCT für Patienten mit drei oder mehr Episoden zu einer signifikant geringeren Rückfallrate geführt hatte. Nach 60 Wochen hatten 78 % der Patienten der TAU-Bedingung einen Rückfall erlebt, hingegen nur 36 % der MBCT-Bedingung. Dies bedeutet eine Reduzierung des Rückfallrisikos um ca. 50 %.

In den folgenden Jahren sind zahlreiche Studien zur Wirksamkeit achtsamkeitsbasierter Therapien in der Rückfallprophylaxe bei Depressionen durchgeführt worden. Diese Studien könnten wiederholt zeigen, dass es sich bei diesen Befunden um einen robusten Effekt handelt (Kingston et al. 2007; Hofmann et al. 2010; Beshai et al. 2011; Piet/Hougaard 2011; Khoury et al. 2013), der auch mit der Reduktion von Rumination über einen langen Zeitraum (bis zu 34 Monaten) einhergeht (Mathew et al. 2010) und auch für ältere Patienten (über 65 Jahren) mit Depressionen geeignet ist (Smith et al. 2007).

Auch Patienten, die nicht gut auf eine Standardbehandlung ansprechen und als therapieresistent gelten, können von MBCT profitieren. Studien zu dieser Patientengruppe zeigen, dass nach einer zusätzlichen Behandlung mit MBCT die Depressionswerte der Patienten, zu denen auch Patienten mit bipolarer Störung und solche mit Suizidgedanken gehörten, sanken (Kenny/Williams 2007).

Eine kürzlich erstellte Metaanalyse, die fünf Reviews mit insgesamt 2814 Teilnehmern aus randomisiert kontrollierten Studien (RCT‘s) mit MBSR- und MBCT-Interventionen einbezieht, ergab, dass depressive Symptome mit einer Effektstärke von d = .37 signifikant verbessert werden konnten (Gotink et al. 2015).

Patienten mit Suizidgedanken berichten nach MBCT weniger Gedanken-Unterdrückung, die mit Depressionen und Suizidalität assoziiert ist (Hepburn et al. 2009), weniger Idealisierung von Suizid (Barnhofer et al. 2009) und ihre Depressionswerte sanken.

Interessante Befunde finden sich auch zum Embodiment bei Depressionen. Theorien zum Embodiment gehen davon aus, dass physiologische Zustände des Körpers Einfluss auf unsere Psyche haben und umgekehrt. Patienten, die an einer Depression leiden, weisen Gangmuster auf, die sich von denen gesunder Menschen unterscheiden, z. B. durch einen langsameren Gang, vermehrtes seitliches Schaukeln des Körpers, vertikale Bewegungen des Kopfes und eine vornüber gebeugte Haltung (Michalak et al. 2009). MBCT führte neben der Reduktion depressiver Restsymptomatik zu einer Normalisierung der Ganggeschwindigkeit und einer Reduktion der lateralen Schaukelbewegung des Körpers (Michalak et al. 2010; 2011; 2012).

Eine Forschergruppe um Willem Kuyken (2008) stellte sich die Frage, ob MBCT ähnlich effektiv sein kann wie eine medikamentöse Behandlung und damit in der Rückfallprophylaxe eine Alternative zur Medikation mit Antidepressiva. Sie untersuchten Patienten mit drei oder mehr depressiven Episoden in der Vorgeschichte, die seit mindestens sechs Monaten mit Antidepressiva zur Prävention des Auftretens einer erneuten depressiven Episode behandelt wurden und deren Depression sich in einer Teil- oder vollständigen Remission befand. Bei den Teilnehmern der MBCT-Gruppe wurde die Medikation mit Antidepressiva über einen Zeitraum von sechs Monaten ausgeschlichen, während die Teilnehmer der Medikationsgruppe über den gesamten Zeitraum der Studie weiterhin mit Antidepressiva behandelt wurden.

Die Ergebnisse der Untersuchung zeigen, dass MBCT sogar effektiver war als die Medikation. In einem Zeitraum von 15 Monaten erlitten 47 % der Patienten der MBCT–Gruppe einen Rückfall, während es in der Gruppe der Patienten, die mit Antidepressiva behandelt wurden, in 60 % der Fälle zu einem Rückfall kam. Des Weiteren berichteten die Patienten der MBCT-Gruppe signifikant weniger depressive Symptome und zusätzlich höhere Lebenszufriedenheit als die Patienten der Medikamentengruppe. Dieses Ergebnis konnte auch in nachfolgenden Studien bestätigt werden (Segal et al. 2010; Kuyken et al. 2015), so dass davon ausgegangen werden kann, dass MBCT im Rahmen der Rückfallprophylaxe möglicherweise eine adäquate Alternative zur Medikation ist.

Gotink et al. (2015) fanden des Weiteren, dass MBCT zusätzlich zur TAU-Behandlung bessere Ergebnisse für Patienten mit Krebserkrankungen, chronischen Schmerzen, kardiovaskulären Störungen, chronischen Somatisierungsstörungen, Depressionen und Angststörungen erzielt.

Depressivitäts- und Angst-Symptome treten sehr häufig komorbid mit Krebserkrankungen auf. Eine zusätzliche Behandlung mit achtsamkeitsbasierten Verfahren hat sich in dieser Patientengruppe als sehr hilfreich erwiesen. Eine randomisiert kontrollierte Studie mit 115 Patienten mit verschiedenen Krebsdiagnosen (davon 54 % mit Krebs im Stadium 3 oder 4) zeigte, dass ein 8-wöchiges MBCT-Programm zu einer signifikanten Senkung von Depressivität, Angst und Distress führte. Die positiven Effekte der MBCT ließen sich auch noch drei Monate nach Beendigung des Programms nachweisen. Die Befunde konnten für die Wartelisten-Kontrollgruppe, die das MBCT-Programm nach dem Ende der ersten Behandlungswelle absolvierte, repliziert werden (Foley et al. 2010).

Hofmann und Kollegen (2010) bezogen in einer Metaanalyse neun Studien ein, die ebenfalls die Wirkung achtsamkeitsbasierter Therapien (MBCT, MBSR und Interventionen, die auf diesen beiden Verfahren basieren und sich in der Länge der Intervention nicht von ihnen unterschieden) bei Krebspatienten untersuchten und ermittelten dabei eine hohe Effektstärke für deren Wirksamkeit auf die Reduzierung von Angstsymptomen und eine mittlere Effektstärke für die Reduktion depressiver Symptomatik.

Der größte Effekt bezogen auf Angstsymptome wurde jedoch für die Behandlung von Angststörungen gefunden, ebenso wie ein relativ hoher Effekt auf die, die Angststörung begleitenden depressiven Symptome. So fanden beispielsweise Craigie und Kollegen (2008) erste Hinweise auf eine reduzierte Neigung zur pathologischen Sorge und zu Stress bei Patienten mit Generalisierter Angststörung sowie erhöhte Lebensqualität, geringere Depressivität und Angst (Evans et al. 2008; Kim et al. 2009), was sich ebenfalls bei Patienten mit einer Panikstörung zeigte (Kim et al. 2009).

Erste Hinweise gibt es inzwischen auch auf die Nützlichkeit von MBCT im Bereich von Zwangsstörungen. Eine Arbeitsgruppe um Anne Katrin Külz am Uniklinikum Freiburg adaptierte das MBCT-Programm in seinen psychoedukativen Elementen für Zwangsstörungen und untersuchte die Wirksamkeit von MBCT in einer ersten unkontrollierten Pilotstudie mit 12 Patienten, die an einer Zwangsstörung leiden. Nach Abschluss des MBCT-Trainings zeigte sich eine signifikante Verbesserung der Zwangssymptome, die über einen Zeitraum von sechs Monaten stabil blieb (Külz et al. 2014).

In einer kürzlich durchgeführten Metaanalyse prüften Gu und Kollegen (2015) Mediatormodelle der Achtsamkeit. Sie schlossen 16 Studien in ihre Berechnungen ein, die einen Anstieg der Achtsamkeit durch eine achtsamkeitsbasierte Interventionsmethode (MBCT und MBSR) als vermittelnden Effekt auf die psychische Gesundheit der Probanden (mit Depressionen, Stressstörungen, Angststörungen und negativem Affekt) beinhalteten. Gu und Kollegen kamen zu dem Ergebnis, dass Effekte der achtsamkeitsbasierten Interventionen partiell über den Anstieg der Achtsamkeit vermittelt werden. Ein weiterer Befund dieser Metaanalyse ist, dass achtsamkeitsbasierte Interventionen zu einer Reduzierung von repetitivem negativem Denken führen, was sich wiederum partiell vermittelnd auf die psychische Gesundheit auswirkt (Querstret/Cropley 2013).

In den letzten Jahren ist die Anwendung der MBCT auf zahlreiche Störungsbilder ausgedehnt worden.

Analysen von Aucoin und Kollegen (2014) legen nahe, dass MBCT sich auch für die Behandlung gastrointestinaler Störungen (z. B. Darmirritationen) eignet. Sie fanden sowohl eine Verbesserung der Schwere der Symptome als auch eine höhere Lebensqualität, merken jedoch an, dass zukünftig mehr qualitativ hochwertige Studien vonnöten seien.

Ferner konnten erste Hinweise auf positive Auswirkungen von MBCT in der Behandlung von chronischen Schlafstörungen nachgewiesen werden (Heidenreich et al. 2006), in der Behandlung von Patienten mit bipolarer Störung (Weber et al. 2010), Gesundheitsangst/Hypochondrie (Marcus et al. 2008; Lovas/Barsky 2010; McManus et al. 2011), Parkinson (Fitzpatrick et al. 2010), in der Rehabilitation von Patienten mit Herzerkrankungen (Griffiths et al. 2009) und in der Behandlung von 9–13-jährigen Kindern mit klinisch relevanten Aufmerksamkeitsproblemen und Angst (Semple et al. 2009).

5.3 Ergebnisse aus den Neurowissenschaften zur Achtsamkeitsmeditation

Die zunehmende Forschung zu Meditation und achtsamkeitsbasierten Interventionen hat ebenfalls das Interesse der neuropsychologischen Forschung geweckt. Von besonderem Interesse ist hierbei, ob neuronale Korrelate vorliegen, zum Beispiel wie neuronale Systeme sich während der Meditation verhalten oder durch diese verändern. Besonders die Bereiche des Gehirns, die mit der Regulierung der Aufmerksamkeit, (sozialen) Kognitionen, Stress und der Verarbeitung und Regulation von Emotionen sowie selbstbezogener Informationen in Beziehung stehen, sind dabei in der neurowissenschaftlichen Forschung zur Meditation von gesteigertem Interesse.

Eine wichtige Rolle spielen hier der präfrontale Cortex und assoziierte Areale sowie das limbische System. Der präfrontale Cortex (PFC) ist ein Bereich des Frontallappens an der Stirnseite des Gehirns und an allen wichtigen Prozessen wie der Kontrolle von Emotionen und Verhalten, Kognitionen, Planen, Problemlösen etc. beteiligt. Er hat starke Verschaltungen zum limbischen System, das aus mehreren Gehirnarealen besteht, die zusammenwirken und beispielsweise an der Verarbeitung von Emotionen teilhaben. Teil des limbischen Systems sind der Hippocampus, der ebenfalls an der Emotionsverarbeitung und maßgeblich an der Speicherung von Gedächtnisinhalten beteiligt ist, und die Amygdala, die vor allem in die Verarbeitung von angstauslösenden Stimuli involviert ist.

Von vielen Störungsbildern weiß man, dass sie mit Störungen des Hirnstoffwechsels oder mit der Aktivierung bestimmter Gehirnareale in Beziehung stehen.

Depressionserkrankungen und Angststörungen sind mit Fehlfunktionen bestimmter Strukturen im Gehirn assoziiert wie z. B. der Hypothalamus-Hypophysen-Nebennierenrinden-(HPA)-Achse. Die HPA-Achse ist eine Hormon-Achse im Gehirn, die bei Stress aktiviert wird. Diese Aktivierung führt zu einer vermehrten Ausschüttung des Stresshormons Cortisol. Bei depressiven Patienten ist die Regulation der HPA-Achse gestört, so dass diese überaktiv ist und vermehrt Stresshormone ausgeschüttet werden, die der präfrontale Cortex nicht mehr regulieren kann. Diese Störung führt neben der geringeren Aktivität im PFC auch zu einem geringeren Volumen (geringerer Zelldichte) im Hippocampus (Palazidou 2012). Des Weiteren führt eine erhöhte Cortisol-Konzentration zu einer höheren Dichte der Amygdala (Fuchs et al. 2006), die in die Detektion und Identifikation von bedrohlichen Reizen involviert ist. Eine höhere Zelldichte und damit erhöhte Aktivität der Amygdala wird häufig bei Patienten mit sozialen Angststörungen beobachtet (Freitas-Ferrari et al. 2010). Das limbische System und besonders der PFC sowie ihre Verbindungen zu anderen Arealen des Gehirns, sind demnach für die Aufrechterhaltung der emotionalen Stabilität wichtig (Palazidou 2012). Eine weitere wichtige Rolle in der emotionalen Selbstkontrolle, beim Problemlösen, in der Fehler-Detektion sowie der Regulierung der Aufmerksamkeit und auch bei der Generierung adaptiver Reaktionen auf sich verändernde Bedingungen, hat der anteriore (vordere) cinguläre Cortex (ACC) inne, der ebenfalls Bestandteil des Stirnbereichs des Gehirns ist (Allman et al. 2001). Er ist unter anderem an Prozessen der Problemlösung und der Konzentration auf eine Aufgabe beteiligt und spielt eine Rolle bei der Reaktionshemmung, Selbst- und Emotionsregulierung.

Ist die Aktivität in diesen Arealen erhöht, spricht das für eine verbesserte Fähigkeit zur Selbstregulation. Bildgebende Verfahren haben gezeigt, dass es während der Achtsamkeitsmeditation zu einer Aktivierung im PFC und im ACC kommt (Chiesa/Serretti 2010).

Eine weitere, in diesem Zusammenhang wichtige Hirnstruktur, die mit Interozeption, also der nach innen gerichteten Körperwahrnehmung verbunden ist, ist die Insula, die funktional ebenfalls zum limbischen System gehört. Sie ist, ebenso wie der temporoparietale Übergang (temporo parietal junction, TPJ), entscheidend an der Verarbeitung der Körperwahrnehmung beteiligt. Beide Strukturen haben außerdem auf die Verarbeitung selbstbezogener Prozesse Einfluss, z.B. auf die Wahrnehmung des Selbst als statisch oder flexibel, ebenso wie auf Veränderungen im Selbstkonzept. Die Insula ist zudem ein Bestandteil der Verarbeitung von trauriger Stimmung und Schmerz (Liotti et al. 2002; Casey et al. 1996) und ist im Rahmen empathischer Prozesse von Bedeutung. Beeinträchtigungen der TJP (z.B. fehlerhafte Integration multisensorischer Informationen des eigenen Körpers), können zu pathologischen Erlebnissen wie Dissoziationen führen, z.B. dem Gefühl, neben sich zu stehen oder sich selbst von außen zu betrachten (*out-of-body-experience*) (Blanke/Arzy 2005).

Hölzel und Kollegen (2011b) konnten in einer Übersichtsarbeit zu Ergebnissen aus der neuropsychologischen Forschung verschiedene Mechanismen identifizieren, durch die Achtsamkeit auf unterschiedliche Gehirnareale einwirkt.

Aufmerksamkeitsregulation ist vor allem mit dem ACC assoziiert. In der fMRI-Studie von Hölzel und Kollegen (2007) zeigte sich, dass erfahrene Meditierende während einer Atemmeditation (im Vergleich zu einer Kontrollgruppe, die eine Kopfrechenaufgabe löste) eine höhere Aktivierung in den nach vorne gelegenen Bereichen des ACC aufweisen, der in die Aufrechterhaltung exekutiver Aufmerksamkeit involviert ist. Dieser Unterschied spricht für die stärkere Verarbeitung ablenkender Ereignisse bei Meditierenden. Ferner fand man eine größere Aktivierung im rückwärtig gelegenen Teil des PFC (zuständig für soziale Kognitionen). Der mediale (mittlere) präfrontale Cortex (MPFC) weist eine höhere Aktivierung auf, wenn Emotionen verarbeitet werden. Er könnte damit in die kognitive Verarbeitung von Emotionen involviert sein, beispielsweise durch ihre Wahrnehmung und Identifikation. Dies könnte eine stärkere emotionale Verarbeitung abbilden, die sich in einer verbesserten Fähigkeit zur Emotionsregulation bei Meditierenden widerspiegelt (Hölzel et al. 2007; Chiesa et al. 2010; Chambers et al. 2009).

Achtsamkeit schult *Körper-Bewusstheit/Körperachtsamkeit* und wirkt ferner durch *Veränderungen in der Sicht auf das Selbst* (Farb et al. 2007). Diese beiden Prozesse stehen unter anderem mit der Insula und dem temporoparietalen Übergang in Beziehung. Hölzel und Kollegen (2011a) untersuchten das Volumen der grauen Substanz in den Bereichen der Insula und des Hippocampus (der für Gedächtnisprozesse und die Regulation von Emotionen wichtig ist) und verglichen dabei Teilnehmer, die ein MBSR-Programm absolvierten mit einer Kontrollgruppe ohne die MBSR-Intervention. Sie fanden einen Anstieg in der Konzentration der grauen Substanz bei den Teilnehmern der MBSR-Gruppe im linken Hippocampus sowie in der linken TPJ. Dies lässt auf eine erhöhte Funktionalität dieser Bereiche schließen und deutet für die MBSR-Gruppe einerseits auf eine gesteigerte Fähigkeit zur Emotionsregulation hin, andererseits auf gesteigerte Aktivität im temporoparietalen Übergang. Die Insula ist während der Meditation aktiviert (Brefczynski-Lewis et al., 2007; Farb et al., 2007), eine dichtere Konzentration der grauen Substanz der Insula konnte in dieser Studie nicht belegt werden. Dieser Befund ist laut Hölzel und Kollegen möglicherweise darin begründet, dass ein höheres Ausmaß an Training nötig ist, um hirnstrukturelle Veränderungen beobachten zu können.

Der größte Bereich der neuropsychologischen Forschung bezieht sich auf Gehirnstrukturen, die mit Mechanismen der *Emotionsregulation* in Verbindung gebracht werden.

In einer Studie von Modinos und Kollegen (2010) fanden die Forscher, dass dispositionelle (Trait-) Achtsamkeit positiv mit einer Aktivierung des an der Rückseite gelegenen Teils des PFC während der *kognitiven Neubewertung* assoziiert war. Die Teilnehmer sahen in den experimentellen Bedingungen emotional negative Bilder und wurden entweder angewiesen, diese nur anzusehen und alle Gefühle zu erleben, die durch das Bild ausgelöst wurden, oder das Bild kognitiv neu zu bewerten, so dass keine negativen Reaktionen mehr ausgelöst würden. Es wurde ein Wert für die gelungene Neubewertung berechnet, der signifikant mit einem höheren Ausmaß an dispositioneller Achtsamkeit korrelierte. Für die Ergebnisse der Bildgebung mit funktioneller Magnetresonanztomographie (fMRT) wurde des Weiteren das Ausmaß der Aktivierung beim bloßen Ansehen negativer Stimuli von dem Ausmaß der Aktivierung bei Neubewertung dieser Stimuli abgezogen und so ebenfalls ein Maß für gelungene Neubewertung erstellt. Es zeigte sich eine erhöhte Aktivierung der Regionen des Gehirns, die an der kognitiven Kontrolle von Emotionen beteiligt sind (dorsale, also rückwärtig gelegene Bereiche des PFC), die positiv mit Trait-Achtsamkeit korrelierte, während sie negativ mit der Aktivität der Amygdala zusammenhing. Die Autoren schlussfolgern daraus, dass dispositionelle Achtsamkeit die Gehirn-Aktivität moduliert und mit niedriger emotionaler Reaktivität in Beziehung steht.

Des Weiteren wirkt sich Achtsamkeit reduzierend auf die Dichte der grauen Substanz der Amygdala aus. Diese steht mit dem Erleben und Verarbeiten von Stress in Beziehung (Hölzel et al. 2010). Hölzel und Kollegen untersuchten stark stressbelastete Teilnehmer, die ein MBSR-Training absolvierten. Nach dem Training zeigte sich eine Reduktion der Dichte der grauen Substanz und damit weniger Aktivierung der Amygdala, was mit einer signifikant niedrigeren Stressbelastung in Beziehung steht.

Goldin und Kollegen (2013) untersuchten in einer fMRT-Studie mit 56 Patienten, die an einer generalisierten Angststörung litten, neuronale Muster die mit Vermeidung (von Bewertung und Leistungssituationen) in Zusammenhang stehen. Alle Patienten wurden zufällig einer von zwei Stressreduktions-Interventionen zugeordnet: MBSR oder einem Aerobic-Training. Die Teilnehmer der Studie wurden gebeten, vier Situationen zu erinnern, die zu negativen Selbstüberzeugungen geführt hatten. Dabei sollten sie für jede dieser Situationen das eigentliche Ereignis aufschreiben, ihre Gedanken und Gefühle sowie fünf negative Selbstüberzeugungen (z.B. „Ich bin inkompetent; andere denken ich sei nicht normal.“). Vom Versuchsleiter wurde zusätzlich eine neutrale Situation vorgegeben (z.B. ein Auto waschen). Bei der eigentlichen Untersuchung wurde den Teilnehmern zunächst die neutrale Situation präsentiert und so ein Ausgangwert für die Aktivierung des Gehirns etabliert. Danach wurden ihnen die vier Situationen präsentiert, die die soziale Bewertungsangst auslösten. Sie erhielten entweder die Anweisung zu beobachten (als meta-kognitive Aufmerksamkeitsregulation) oder zu reagieren (abwägen, inwieweit die negative Selbstüberzeugung etwas Wahres über sie selbst widerspiegelt).

Regionen, die mit emotionaler Reaktivität in Verbindung stehen, wie die Insula und die Amygdala, sind bei Patienten mit sozialer Angststörung überaktiv. Die Regionen des PFC, die in kognitive Neubewertung involviert sind, und solche, die für die Aufmerksamkeitsregulation bei sozialer Bedrohung und negativen Selbstüberzeugungen von Bedeutung sind, sind dagegen unteraktiv (Stein et al. 2007; Goldin et al. 2009).

Die Forscher um Goldin zeigten, dass die MBSR-Bedingung mit weniger negativer emotionaler Reaktivität verbunden war und es zu einer Verminderung des Blutflusses im rechten ventrolateralen PFC (vorne seitlich) kam, der die Amygdala-Aktivierung und damit die negativen Emotionen reguliert (Zeidan et al. 2014) und der mit kognitiver Neubewertung in Verbindung steht. Die Forscher schlussfolgern, dass die Teilnahme an einem MBSR-Programm mit weniger automatischer Kontrolle emotionaler Erlebnisse in Beziehung steht und somit ein Beleg für die bessere Regulation ist (Goldin et al. 2013). Dieser Befund unterstützt des Weiteren die Annahme, dass sich Achtsamkeit auf spezifische Hirnregionen (ventromedialer PFC, Hippocamus, Amygdala), die an der Emotionsregulation beteiligt sind, auswirkt.

Funktionelle bildgebende Verfahren zeigten auch in diesem Bereich, dass sich Achtsamkeitsmeditation auf die beteiligten Gehirnregionen auswirkt. So fanden Hölzel und Kollegen (2011a), dass sich durch eine MBSR-Intervention die Dichte der grauen Substanz des Hippocampus erhöhte. In einer vorangegangenen Studie zeigten sie, dass Meditationstraining positiv mit der Konzentration der grauen Substanz im ventromedialen PFC korreliert (Hölzel et al. 2008).

5.4 Ergebnisse zur Erforschung der Wirkfaktoren

Eine der spannendsten Fragen ist, durch welche Mechanismen sich Achtsamkeitsmeditation positiv auf unser Wohlbefinden auswirkt.

Ein Ansatz, der buddhistische Lehren mit der westlichen Psychologie verbindet, stammt von Wallace und Shapiro (2006). Sie gehen davon aus, dass menschliches Leiden durch ein Ungleichgewicht des Geistes entsteht. Dieses Gleichgewicht könne durch folgende Komponenten wieder hergestellt werden: konative Balance (Setzen von Zielen, Prioritäten und den richtigen Intentionen), kognitive Balance (ruhig sein und sich im gegenwärtigen Augenblick befinden), affektive Balance (Vermeiden emotionaler Schwankungen, Apathie oder unangemessener Emotionen) sowie einer Balance der Aufmerksamkeit (willentliche Lenkung der Aufmerksamkeit). Dies alles könne durch das Praktizieren von Achtsamkeitsmeditation erreicht werden.

Aufmerksamkeitsregulation, also die intentionale Lenkung der Aufmerksamkeit, führt unter anderem zu einer Steigerung der Konzentrationsfähigkeit, zu einer verbesserten Fähigkeit Ablenkungen ausblenden zu können, zu einer verbesserten Emotionsregulation sowie zu einer geringeren Reaktivität (Lutz et al. 2008; Hölzel et al. 2011a, b). Diese Fähigkeiten könnten besonders hilfreich sein für Patienten, die an ADHS oder einer bipolaren Störung leiden (Hölzel et al. 2011b).

Ein weiterer Wirkmechanismus könnte die gesteigerte Körper-Aufmerksamkeit (body awareness, Hölzel et al. 2011b) sein, die eine tragende Rolle sowohl im Emotionserleben (Bechara/Naqvi 2004) als auch für empathische Reaktionen spielt (Decety/Jackson 2004).

Emotionsregulation als Oberbegriff beinhaltet verschiedene Strategien und kann in eine verhaltensbezogene (seine Emotionen zum Ausdruck bringen) und eine kognitive Ebene unterschieden werden (Hölzel et al. 2011b). Auf der kognitiven Ebene lässt sich ferner die Aufmerksamkeitsregulation von Strategien der Veränderung, Neubewertung und Extinktion differenzieren.

Neubewertung wird als adaptiver Prozess verstanden, bei dem stressreiche Ereignisse kognitiv als nützlich oder bedeutungsvoll umgedeutet werden. Garland und Kollegen bezeichnen diesen Prozess als *positive reappraisal* (Garland et al. 2011).

Laut Hölzel setzt sich der Meditierende während der Achtsamkeitsmeditation allem aus, was im gegenwärtigen Augenblick präsent ist. Das umfasst sowohl externe Stimuli als auch Körperempfindungen oder aktuelle Emotionen. Während der Meditation wird der Praktizierende angehalten, diese nicht zu vermeiden, sondern sie wahrzunehmen, ohne sie zu bewerten. Dieser Vorgang ist der Exposition im Rahmen der Verhaltenstherapie sehr ähnlich und kann gleiche Effekte (inklusive Extinktion und Rekonsolidierungseffekte) erzielen, was besonders deutlich bei Angststörungen zu beobachten ist (Hölzel et al. 2011b).

Ein weiterer Wirkmechanismus besteht in der Änderung der Perspektive auf das Selbst und der Verarbeitung selbstbezogener Informationen. Anstatt das Selbst als statisch und unveränderbar wahrzunehmen, wird durch die Meditation die Wahrnehmung des Selbst als veränderbar unterstützt. Inhalte des Bewusstseins und der Gedanken werden als vorübergehende Ereignisse wahrgenommen, durch die nicht-bewertende Wahrnehmung wird eine Dezentralisierung (*decentering, auch reperceiving*, Carmody et al. 2009) erreicht, die es gestattet, eine starre Identifizierung mit den Inhalten des Bewusstseins aufzulösen und so unter anderem zu mehr kognitiver und emotionaler Flexibilität führt. Wie schon in Kapitel 3 beschrieben, gibt es mittlerweile verschiedene Theorien zu den Wirkmechanismen der Achtsamkeit, allerdings bedarf es hier noch mehr und umfangreicherer Forschungsaktivität.

5.5 Ergebnisse aus der Mitgefühlsforschung

Sich in jemanden einfühlen zu können oder „mitzufühlen" bedeutet, dass man die Gefühle, die man bei einem anderen Menschen wahrnimmt, nachempfinden kann. Dazu gehört die Fähigkeit zur Übernahme der Perspektive einer anderen Person sowie Empathie, die von Johnson und Kollegen (1983) als Fähigkeit einer Person beschrieben wird, den Emotionen einer anderen Person gegenüber sensitiv zu sein und dieser widerspiegeln zu können, dass man selbst diese Emotion stellvertretend ebenfalls fühlen kann.

Die empirische Forschung belegt, dass Achtsamkeit mit der Fähigkeit zur Empathie in positivem Zusammenhang steht (Dekeyser et al. 2008; Wachs/Cordova 2007; Beitel et al. 2005). Shapiro und Kollegen (1998) zeigten, dass ein MBSR-Training das selbst berichtete Ausmaß an Empathie erhöhen kann. Sie untersuchten 73 Medizin-Studenten bzw. Studenten, die sich auf das Medizinstudium vorbereiteten. Die Probanden wurden zufällig auf die Experimentalgruppe (die die Intervention direkt erhielt) oder die Wartelisten-Kontrollgruppe (die die Intervention nach Abschluss der Studie erhielt) aufgeteilt. Die Studierenden der Interventionsgruppe hatten nach dem Training zum einen signifikant höhere Empathie-Werte als vor der Intervention und unterschieden sich zum anderen durch höhere Empathie von den Teilnehmern der Wartelisten-Kontrollgruppe. Um zu überprüfen, ob dieser Befund replizierbar sei, wurde die Wartelisten-Kontrollgruppe nach Beendigung des MBSR-Kurses ebenfalls untersucht. Auch hier zeigte sich ein signifikanter Anstieg der Empathie im Vergleich zu den ersten beiden Messzeitpunkten.

In einer weiteren randomisierten Studie mit Kontrollgruppendesign wurde untersucht, ob die Teilnahme an einem 8-wöchigen Meditationstraining (Achtsamkeit vs. Mitgefühls-Meditation (compassion meditation)) zu mehr mitfühlenden Reaktionen gegenüber leidenden Personen führt (Condon et al. 2013). Die Teilnehmer aller drei Bedingungen (Mitgefühlsgruppe, Achtsamkeitsgruppe, Wartelistengruppe) wurden nach Ablauf der acht Wochen ins Labor gebeten, unter dem Vorwand, einen Test ihrer kognitiven Fähigkeiten zu absolvieren. Im Wartebereich befanden sich drei Stühle, die von der Versuchsperson und zwei Labor-Mitarbeitern besetzt wurden (die jedoch weder über die Hypothese noch die jeweilige Bedingung des Versuchsteilnehmers Bescheid wussten). Nach einer Minute kam eine weitere Person in den Raum, die einen Gipsverband am Bein trug, auf Krücken lief und offensichtlich Schmerzen hatte. Gemessen wurde, ob die Versuchsperson innerhalb von zwei Minuten aufstand und der leidenden Person ihren Platz anbot. Es zeigte sich, dass die Teilnehmer beider Meditationsbedingungen der leidenden Person ca. fünfmal häufiger ihren Platz anboten als die Teilnehmer der Warte-Kontrollgruppe. In einer neueren Studie zeigte sich sogar, dass bereits ein 3-wöchiges achtsamkeitsbasiertes Meditationsprogramm, das mit Hilfe einer web-basierten Applikation selbständig durchgeführt wurde, ebenfalls einen Anstieg des Mitgefühls erzeugte (Lim et al. 2015).

Einige Menschen, die Achtsamkeit praktizieren, sind der Meinung, dass Mitgefühl eine Eigenschaft ist, die mit dem Üben von Achtsamkeit quasi wie von selbst entsteht, andere denken, es ist wichtig, ganz besonders darauf zu fokussieren, einen mitfühlenden Geist zu entwickeln und zu üben (Gilbert/Tirch 2009). Bestimmte Formen des Achtsamkeitstrainings enthalten daher zusätzlich Elemente der Mitgefühlsmeditation (*loving-kindness* oder *compassion meditation*), die als Schlüsselelement dienen könnte, um Mitgefühl in allen Lebensbereichen zu erhöhen (Shapiro et al. 2005). Daraus haben sich Therapien entwickelt, die auf die Entwicklung von Mitgefühl sich selbst und anderen gegenüber, fokussieren. Das selbstbezogene Mitgefühl (*self-compassion*) spielt daher im therapeutischen Kontext eine große Rolle.

Es kann als nützliche Strategie zur Emotionsregulation verstanden werden, da unangenehme Gefühle nicht vermieden, sondern durch eine zugewandte, verstehende Haltung in eine positivere Perspektive gebracht werden, was ein besseres Verständnis und sinnvolle Handlungen erlaubt (Neff 2003a,b).

Selbstbezogenes Mitgefühl beinhaltet Gefühle von Sorge gegenüber sich selbst, wenn man leidet und das Verständnis, dass das eigene Leiden, Versagen und die Unzulänglichkeiten Teil des Menschseins sind (Birnie et al. 2010) und dass jeder Mensch – auch man selbst – Mitgefühl verdient hat. Schmerzhafte Gedanken und Gefühle werden mit einem achtsamen Gewahrsein betrachtet, anstatt sich übermäßig mit diesen zu identifizieren oder sich selbst zu kritisieren. Selbstbezogenes Mitgefühl steht in direktem Zusammenhang mit Mitgefühl und Sorge für und um andere und ist nicht mit Selbstbezogenheit gleichzusetzen bzw. bedeutet nicht, dass die eigenen Bedürfnisse über die der anderen gestellt werden (Neff 2003a,b).

Nach Neff müssen Menschen eine achtsame Perspektive übernehmen, um sich selbst gegenüber mitfühlend zu sein. Für diese Annahme sprechen beispielsweise die empirischen Befunde von Birnie und Kollegen (2010). Sie fanden, dass die Teilnahme an einem MBSR-Programm zu mehr selbstbezogenem Mitgefühl, Perspektivenübernahme, Spiritualität und Achtsamkeit führte sowie zu weniger persönlichem Distress, negativer Stimmung und Stresssymptomen. Des Weiteren war der Anstieg an Achtsamkeit über die Dauer des Kurses mit dem Anstieg selbstbezogenen Mitgefühls verbunden, was darauf hindeutet, dass Achtsamkeit eine Voraussetzung für selbstbezogenes Mitgefühl darstellt.

5.6 Messinstrumente

Durch das zunehmende Forschungsinteresse an achtsamkeitsbasierten Interventionen entstand die Notwendigkeit, Achtsamkeit als messbares Konstrukt zu operationalisieren. So wurden im Laufe der Jahre verschiedene Messinstrumente in Form von Fragebogen entwickelt, die das Ausmaß an Achtsamkeit einer Person erfassen:

- Freiburger Fragebogen zur Achtsamkeit (FFA; auch Freiburg Inventory of Mindfulness, FMI; Buchheld et al. 2001)
- Mindful Attention Awareness Scale (MAAS; Brown/Ryan 2003)
- Kentucky Inventory of Mindfulness Skills (KIMS; Baer et al. 2004)
- Five Facet Mindfulness Questionnaire (FFMQ; Baer et al. 2006)
- Toronto Mindfulness Scale (TMS; Lau et al. 2006)
- Cognitive and Affective Mindfulness Scale-Revised (CAMS-R; Feldman et al., 2007)

- Southampton Mindfulness Questionnaire (SMQ; Chadwick et al. 2008)
- Philadelphia Mindfulness Scale (PHLMS; Cardaciotto et al. 2008)

Nachfolgend werden die deutschsprachigen Messinstrumente im Detail beschrieben.

5.6.1 Freiburger Fragebogen zur Achtsamkeit (FFA)

Der Freiburger Fragebogen zur Achtsamkeit (FFA Buchheld et al. 2001; Walach et al. 2004) ist der erste Fragebogen, der zur Messung von Achtsamkeit entwickelt wurde. Nach Generierung von 30 Items, die von acht deutschsprachigen Meditations-Experten für geeignet befunden wurden, wurde das Inventar im Rahmen von vier Meditations-Tagungen 115 Teilnehmern vorgelegt. Die Überprüfung des Messinstruments ergab eine vierdimensionale Faktorenstruktur. Ein Beispiel-Item des ersten Faktors *gegenwärtige, nicht-identifizierte Aufmerksamkeit (Present-moment disidentifying attention)* ist „Wenn ich merke, dass ich abwesend war, kehre ich sanft zur Erfahrung des Augenblicks zurück". „Ich akzeptiere mich so wie ich bin" steht für den Faktor *akzeptierende, nicht-urteilende Haltung (nonjudgemental, nonevaluative attitude toward self and others).* Der dritte Faktor *ganzheitliches Annehmen (openness to negative mind states)* wird durch das Item „Ich spüre auch in unangenehme Empfindungen hinein" repräsentiert. Ein Item, das für den vierten Faktor prozesshaftes, einsichtsvolles Verstehen (process-oriented, insightful understanding) steht, ist „Ich betrachte Dinge aus mehreren Perspektiven". Die internen Konsistenzen der Dimensionen sind mit Cronbach's Alpha .72 bis .90 zufriedenstellend bis sehr gut, für das Gesamtinstrument mit .93 sehr gut. Um zu überprüfen, ob die Ergebnisse replizierbar sind und der Fragebogen auch für Personen, die keine Vorerfahrung mit Meditation haben sowie für klinische Stichproben geeignet ist , wurde eine weitere Studie durchgeführt, an der 85 Personen mit und 86 Personen ohne Meditationshintergrund teilnahmen. Des Weiteren wurde eine klinische Stichprobe mit insgesamt 117 Teilnehmern in die Untersuchung einbezogen. Es wurde eine Kurzform des Instrumentes mit insgesamt 14 Items isoliert, die das Kernkonstrukt der Achtsamkeit abbildet und auch für Teilnehmer ohne Meditationshintergrund und/oder mit psychischen Problemen gut verständlich und reliabel ist.

5.6.2 Mindful Attention Awareness Scale (MAAS)

Die Mindful Attention Awareness Scale (MAAS, Brown/Ryan 2003) ist die erste einer Reihe von englischsprachigen Skalen, die ins Deutsche übertragen und geprüft wurden. Sie ist das im englischsprachigen Raum wohl am häufigsten verwendete Messinstrument und erfasst in 15 Items die Einschätzung der eigenen Achtsamkeit. Die deutsche Version (Michalak et al. 2008) wurde an einer Stichprobe von 469 studentischen Versuchspersonen validiert. Entsprechend der Originalfassung wurde die eindimensionale Struktur des Messinstruments bestätigt, die mit einem Cronbach's Alpha von .83 eine gute Reliabilität aufweist. Die 15 Aussagen, zu der jeweils auf einer Skala von 1 (fast immer) bis 6 (fast nie) das Ausmaß der Zustimmung zu der entsprechenden Aussage angegeben wird, sind alle in Richtung einer wenig achtsamen Haltung hin formuliert, so dass ein hoher Score ein höheres Maß an Achtsamkeit indiziert. Beispiel-Items sind „Ich erledige Aufgaben automatisch, ohne mir bewusst zu sein, was ich tue" oder „Ich finde es schwierig, auf das konzentriert zu bleiben, was im gegenwärtigen Augenblick passiert".

Die MAAS ist das am häufigsten verwendete Messinstrument zur Achtsamkeit, wird jedoch von Grossman (2011) dahingehend kritisiert, dass sie – wie seiner Auffassung nach einige andere Skalen zur Erfassung von Achtsamkeit auch – Erfahrungen abfragt, die sich von den original buddhistischen Beschreibungen von Achtsamkeit unterscheiden und eher unser westliches Verständnis von Achtsamkeit widerspiegeln.

5.6.3 Kentucky Inventory of Mindfulness Skills (KIMS)

Das Kentucky Inventory of Mindfulness Skills (KIMS, Baer et al. 2004) wurde in Anlehnung an den klinischen Ansatz der Dialektisch Behavioralen Therapie zur Behandlung der Borderline-Persönlichkeitsstörung von Marsha Linehan (Linehan 1993a,b) entwickelt und erfasst die allgemeine Tendenz, sich im täglichen Leben achtsam zu verhalten. Marsha Linehan differenziert zwischen dem, was achtsame Menschen tun, und der Art, wie sie dies tun.

Daraus ergeben sich vier Subskalen, die verschiedene Facetten der Achtsamkeit abbilden: die „Was"-Fertigkeiten *Beobachten* und *Beschreiben* sowie die „Wie"-Fertigkeiten *Mit Aufmerksamkeit Handeln* und *Akzeptieren ohne Bewertung*.

2010 haben Ströhle und Kollegen die Skala ins Deutsche übersetzt und validiert (Ströhle et al. 2010). Die vierdimensionale Struktur des Fragebogens konnte bestätigt werden und die Skalen wiesen mit Werten von Cronbach's Alpha zwischen .79 und .92 gute bis sehr gute interne Konsistenzen auf.

Im Gegensatz zu Skalen, die aufgrund der Formulierung der Items eher für die Befragung von Personen mit Meditationserfahrung geeignet sind, sind die Items dieses Messinstruments sowohl für die allgemeine Bevölkerung als auch für klinische Stichproben leicht zu verstehen und messen dennoch unterschiedliche Komponenten der Achtsamkeit.

Beispiel-Items für die einzelnen Sub-Skalen sind:

- **Beobachten:** „Ich nehme Veränderungen meines Körpers wahr, beispielsweise ob meine Atmung sich verlangsamt oder beschleunigt."
- **Beschreiben:** „Ich kann meine Gefühle gut in Worte fassen."
- **Mit Aufmerksamkeit handeln:** „Ich konzentriere mich nur auf das, was ich gerade tue, und auf nichts anderes."
- **Akzeptieren ohne Bewertung:** „Ich neige dazu, meine Erfahrungen als wertvoll bzw. wertlos zu beurteilen."

Einige Items sind in Richtung der beschriebenen Eigenschaft formuliert, andere entgegengesetzt. Letztere werden für die statistische Auswertung entsprechend umkodiert.

5.7 Fazit

Die empirische Forschung zeigt, dass achtsamkeitsbasierte Verfahren im Rahmen klinischer Störungen und medizinischer Probleme, aber auch in gesunden Populationen wirksam eingesetzt werden und zur Verbesserung mannigfaltiger Symptome, des allgemeinen Wohlbefindens sowie zur Steigerung der Lebensqualität beitragen können. Neuropsychologische Befunde und die Erforschung der Wirkfaktoren der Achtsamkeit tragen des Weiteren zum besseren Verständnis der zugrundeliegenden Prozesse bei, so dass die Aussicht auf die Weiterentwicklung achtsamkeitsbasierter Therapien und die Breite der Anwendungsfelder sehr vielversprechend ist.

6 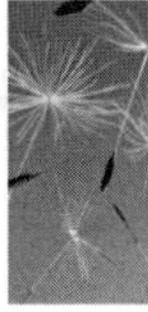 Ausblick und zukünftige Entwicklungen

Bereiche für künftige Forschung

Die umfangreichen Forschungsergebnisse zu achtsamkeitsbasierten Ansätzen und den Auswirkungen von Meditation auf die psychische und physische Gesundheit haben bemerkenswerte Resultate gebracht. Als wir in den 1990er Jahren begonnen haben, mit unseren Klienten zu meditieren, haben wir dies meist heimlich und sozusagen hinter verschlossenen Türen getan. Heute sind die Übung der Achtsamkeit und damit die Meditation breit in der Psychotherapie, aber auch allgemein in der Gesellschaft angekommen. Es gibt fast keine Universität mehr in Deutschland, an der nicht zu Achtsamkeit geforscht wird. Dies ist sehr begrüßenswert. Jedoch gibt es auch Forschungsbereiche, die bisher mehr oder weniger vernachlässigt wurden und wo sich sicher in Zukunft noch neue Forschungsfelder auftun dürften.

Eines davon ist die *qualitative Forschung*. Patienten berichten in Katamnesebefragungen oder auch bei Nachtreffen einige Monate nach dem MBCT-Kurs häufig, dass sie erneut eine depressive Phase durchlebt haben, diese Erfahrung sei aber ganz anders gewesen als früher. Da gibt es Aussagen wie: „Ja, ich hatte wieder eine depressive Stimmung, aber ich wusste ja jetzt nach der Erfahrung im Kurs, dass diese auch wieder vorbeigeht. Das hat mir sehr geholfen, damit umzugehen“. Oder: „Ich war zwar wieder depressiv, aber dieses Mal viel kürzer als sonst. Es waren nur ein paar Tage, sonst dauerten die Phasen immer mehrere Wochen“. „Ich weiß jetzt, dass schlechte Stimmungen zum Leben gehören und konnte deshalb den erneuten depressiven Einbruch besser akzeptieren. Ich habe nicht so darunter gelitten wie früher“. „Meine schlechte Stimmung hatte eine andere Qualität als sonst, ich habe sie nicht so ernst genommen“. Dies sind exemplarische Aussagen, die darauf hindeuten, dass der Umgang mit erneuten depressiven Einbrüchen sich nach dem MBCT-Kurs verändert und somit die Qualität des Erlebens. Dies vertiefend zu erforschen, wäre neben den quantitativen Messungen ein interessantes Forschungsfeld.

Auch ist es weiterhin wichtig, die Diskussion, die u. a. durch Grossman (2011) angestoßen wurde, zur kritischen Reflexion der Messinstrumente zur Achtsamkeit zu verfolgen. Was messen wir wirklich, wenn wir

Achtsamkeit in Form von Fragebögen erfassen wollen, die wie Grossman kritisiert, Aspekte von Achtsamkeit betonen, die nicht das buddhistische Verständnis von Achtsamkeit widerspiegeln, sondern eine Erfahrung abfragen, die eher unserem westlichen Verständnis von Achtsamkeit entspricht (Grossman 2011). Hier ist eine vertiefte Diskussion sehr wünschenswert und auch die Frage nach anderen Messinstrumenten zur Erfassung von Achtsamkeit.

Und nicht zuletzt finde ich den Aspekt wichtig, auf die Wirkung der Achtsamkeit für den Therapeuten/Behandler zu schauen. Wenn von der Integration der Achtsamkeit in Psychotherapie und Beratung gesprochen wird, dann richtet sich der Hauptfokus meist auf die Interventionen, mit denen dem Patienten Achtsamkeit vermittelt werden kann und wie ihm Achtsamkeit helfen kann.

Ich möchte dafür plädieren, dass wir in Zukunft unser Augenmerk noch viel mehr auf den Aspekt der Achtsamkeit des Therapeuten lenken. Wie die Grepmair Studie (2007) gezeigt hat, ist diese möglicherweise ein wichtiger Wirkfaktor in der Anwendung von Achtsamkeit, der einen Einfluss auf Therapieverläufe haben kann. Ob dies wirklich so ist und welche Aspekte dabei eine Rolle spielen, sollte weiter erforscht werden.

Achtsamkeit bietet zudem für Kliniker eine systematische Schulung wichtiger therapeutischer Fähigkeiten sowie die Möglichkeit, Gesundheit, Wohlbefinden und innere Gelassenheit zu erhalten oder zu schulen. Diesen Aspekt der Selbstsorge und Psychohygiene für Menschen, die in helfenden Berufen tätig sind, dürfen wir nicht außer Acht lassen. Achtsamkeit kann helfen, die (psychische) Gesundheit zu stärken und Burn-out oder Stress bei der Arbeit vorzubeugen (Galantino et al. 2005, Schenstrom et al. 2006, Shapiro et al. 2005), das belegen erste Studien.

Auch stärkt Achtsamkeit, das beginnen wir im Rahmen der Wirksamkeitsforschung zu verstehen, positive psychische Qualitäten, die Gesundheit fördern oder erhalten, wie Mitgefühl, Freundlichkeit, Akzeptanz und Offenheit. Hier sehe ich ein großes Potential für die Weiterentwicklung der Integration von Achtsamkeit in den klinischen Kontext und auch Übereinstimmungen mit den Ideen und Ansätzen z.B. der positiven Psychologie (Seligman/Schuhmacher 2012) oder anderen ressourcenorientierten Ansätzen.

Achtsamkeitsbasierte Ansätze sind in dreifacher Hinsicht eine interessante und hilfreiche Methode für das psychotherapeutische Arbeitsfeld:

- Die Achtsamkeitspraxis des Therapeuten dient der eigenen Psychohygiene und hilft, mit den Anforderungen des Therapiealltags gelassener umzugehen.

- Eine auf Achtsamkeit basierende therapeutische Beziehung kann den Therapieprozess bereichern bzw. beschleunigen und entlastet Patient und Therapeut.
- Die Achtsamkeitspraxis des Patienten führt zur Stressreduktion bzw. verbesserten Stressbewältigungskompetenzen. Sie erhöht die Introspektions- und Selbstregulationsfähigkeit und reduziert depressive und Angstsymptome. Und nicht zuletzt ermöglicht sie einen Zugang zu dem einzigen Moment, in dem wir wirklich lebendig sind: der Gegenwart.

Erweiterte Anwendung von MBSR

Ursprünglich wurden Achtsamkeitsansätze zur begleitenden Bewältigung von Schmerzerkrankungen, chronischen Erkrankungen und später dann auch für den Einsatz im Rahmen der Rückfallprophylaxe bei Depressionen und anderen psychischen Störungen eingesetzt. Darüber hinaus gibt es aber auch vielfache Anwendungsfelder für nicht-klinische Populationen. Es besteht Interesse am Einsatz von Achtsamkeit u. a. in Schulen, am Arbeitsplatz und zur betrieblichen Gesundheitsförderung. Hier gibt es erste Programme bzw. Umsetzungswege mit vielversprechenden Aussichten. Insbesondere der Ansatz, schon Kindern die Haltung und Übung der Achtsamkeit beizubringen und sie so in emotionaler Kompetenz sowie in Konzentration, Ausdauer und Beziehungskompetenzen zu schulen, ist sehr zu unterstützen.

Und auch Programme zur Achtsamkeitsschulung von Lehrern sind zu begrüßen. Bei den Versuchen, Achtsamkeit in der Schule einzuführen, wurde schnell deutlich, wie wichtig es ist, dass zunächst die Lehrer und Lehrerinnen selbst sich mit der Übung und Haltung von Achtsamkeit vertraut machen. So engagiert sich u. a. der Verein AKiJu (www.akiju.de), der vom Berufsverband der MBSR- und MBCT-Lehrenden gegründet wurde, für die Ausbildung von Lehrern, die an Schulen Achtsamkeit unterrichten können, sowie für die Verbreitung von entsprechenden Trainingsprogrammen und Ausbildungsmöglichkeiten.

Auch in der Krankenbehandlung von Kindern gibt es erste Projekte zur Anwendung von Achtsamkeitsübungen.

In einem Drei-Jahres-Projekt zur Integrativen Pädiatrie, das dank der Beiträge der Fördermitglieder von Natur und Medizin e. V. von der Carstens-Stiftung realisiert werden kann, soll Kindern im Umgang mit ihrer Erkrankung Achtsamkeit beigebracht werden. Dabei sollen wirksame und sichere Therapien aus der Naturheilkunde und Homöopathie in die Versorgung von Kindern und Jugendlichen aufgenommen und die kleinen

Patienten gleichzeitig vor unnötigen Maßnahmen und Wechselwirkungen geschützt werden. Auch achtsamkeitsbasierte Interventionen kommen zur Anwendung, damit Kinder ihre Stressbelastung reduzieren und ihre Selbstheilungskräfte stärken (http://www.carstens-stiftung.de/artikel/dr-nils-altner-ueber-achtsamkeit.html 22.12.15).

Erweiterte Anwendungen von MBCT

In einer Arbeitsgruppe des Universitätsklinikums Freiburg wurde erfolgreich ein Pilotprojekt zu MBCT bei Zwangsstörungen durchgeführt (Külz/Rose 2014). Hier wird das ursprüngliche Manual adaptiert und auf die spezifische Vulnerabilität von Zwangspatienten angepasst.

Diese störungsspezifische Anwendung von MBCT hat sicherlich Vorteile, da auf die speziellen Vulnerabilitätsfaktoren der Zwangsstörung gezielt eingegangen werden kann, und die Teilnehmer sich in der Gesellschaft gleich Betroffener häufig sicherer und besser verstanden fühlen. Aufgrund der positiven Ergebnisse der Pilotstudie in Bezug auf Symptomreduktion und die subjektive Einschätzung der Patienten schlussfolgern die Autorinnen, dass MBCT bei Zwangsstörungen eine hilfreiche Methode sein könnte. Im nächsten Schritt wird die MBCT-Intervention nun in einer randomisierten, von der Deutschen Forschungsgemeinschaft (DFG) geförderten Studie anhand einer großen Patientenstichprobe näher untersucht.

Solche Adaptationen für spezifische Störungen sind zukünftig vermutlich noch mehr zu erwarten. Eine erste Pilotstudie zu MBCT als Rückfallprophylaxe bei Migräne in der Klinik für Psychosomatische Medizin und Psychotherapie des Universitätsklinikums Freiburg Sektion Komplementärmedizinische Evaluationsforschung (Simshäuser/Schmidt 2015) hat vielversprechende Ergebnisse geliefert, so dass nun eine randomisierte Studie beantragt ist.

Die Studienlage zu MBCT ist vielversprechend, insbesondere, wenn man die aktuellen Forschungsergebnisse zum Vergleich von MBCT mit der Gabe von Antidepressiva als Erhaltungstherapie miteinbezieht. Gleichzeitig ist die Verbreitung von MBCT im Rahmen der Rückfallprophylaxe noch ungenügend und weit entfernt von einer flächendeckenden Versorgungssituation. Wünschenswert wäre aus meiner Sicht ein Angebot von MBCT-Programmen als Rückfallprophylaxe, wenn die Patienten aus der akuten Phase heraus sind, z. B. nach einer stationären Behandlung im ambulanten Setting.

Oder auch parallel zur Psychotherapie (ambulant oder stationär), wenn die akute Phase abgeklungen ist – als Unterstützung des psychotherapeutischen Prozesses. Hierbei käme vermutlich eine Stärkung der Fähigkeit, aus Grübelschleifen auszusteigen, die Verbesserung der Introspektionsfähigkeit sowie ein verbesserter Umgang mit Emotionen oder unangenehmen Erfahrungen der Psychotherapie zugute. Somit ist ein Ziel für die Verbreitung von MBCT in Zukunft die Ausbildung von mehr MBCT-Therapeuten und die Ausweitung von Ausbildungsmöglichkeiten.

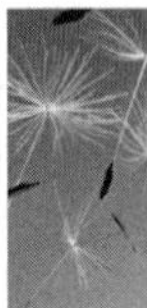

7 Zusammenfassung

Die Stärke achtsamkeitsbasierter Methoden liegt in ihrer störungsübergreifenden Wirkung. Die Ergebnisse, insbesondere aus der Forschung zu den Wirkfaktoren, lässt darauf schließen, dass durch die regelmäßige Praxis der Achtsamkeit, dysfunktionale Prozesse beeinflusst werden, die für die Entstehung bzw. Aufrechterhaltung unterschiedlicher Störungen von Bedeutung sind (Hofmann et al. 2010). Die Beziehung zum eigenen Selbst und eine Überidentifikation mit Gedanken oder Gefühlen, die Ablenkungstendenz des Geistes, eine zu starke Abwehr gegenüber Emotionen oder anderen aversiven Erfahrungen, sind vermutlich auch allgemeine Vulnerabilitätsfaktoren, die bei allen Menschen zur Ausbildung von Leidenszuständen führen.

Herkömmliche medizinische sowie psychotherapeutische Behandlungsansätze stoßen insbesondere da, wo Prozesse auf körperlicher oder psychischer Ebene chronifiziert sind, an ihre Grenzen. Hier können achtsamkeitsbasierte Ansätze ihre Wirkung entfalten.

Dabei liegt in der Integration von Achtsamkeit in die Psychotherapie und ins Gesundheitswesen allgemein, neben den Chancen aber auch eine große professionelle und persönliche Herausforderung. Im Ganzen können neue Impulse von achtsamkeitsbasierten Interventionen ausgehen, in Bezug auf unser Verständnis von Krankheit und Gesundheit, von therapeutischen Behandlungswegen und einer auf Achtsamkeit basierenden therapeutischen Beziehung. Hierbei denken wir u. a. an die Einbeziehung des Körpers und die Reduzierung der Fokussierung auf konzeptuelles Verstehen von Problemen zugunsten einer Stärkung der Erfahrungsebene in achtsamkeitsbasierten Übungswegen, an die achtsame Präsenz des Therapeuten, die Ergebnisoffenheit von Therapie- und Transformationsprozessen sowie die Haltung des rezeptiven Beobachtens, anstatt gleich zu intervenieren und verändern zu wollen, wenn schwierige Erfahrungen auftauchen (Weiss/Harrer 2010).

Diese Haltung muss sowohl vom Therapeuten verkörpert als auch vom Patienten nachvollzogen werden. Und das kann nur durch eigenes Praktizieren von Achtsamkeit – formell und informell – gelingen, wie wir bereits in der Einführung betont haben. Wird dieser Aspekt nicht ernst genommen, so besteht die Gefahr einer Verkürzung, Trivialisierung oder Verwässerung von Achtsamkeit und achtsamkeitsbasierten Methoden.

Die Idee der Achtsamkeit steht den Anforderungen an Effizienz, Wachstum und Schnelligkeit der modernen Gesellschaft entgegen, sie ruft uns auf zum Innehalten und zur Besinnung. Achtsamkeit lädt uns auch ein zur Werteklärung und zu der Frage, was uns wirklich wichtig ist im Leben. Dies beinhaltet u. a. Fragen der Ethik, Verlässlichkeit und Mitmenschlichkeit. Mitgefühl und Weisheit sind wichtige positive Geistesqualitäten, die durch Meditation gestärkt werden sollen. So jedenfalls wird es in der buddhistischen Tradition postuliert. Einer weiteren Verbreitung von Achtsamkeit und achtsamkeitsbasierten Ansätzen ist es zu wünschen, dass wir diese traditionellen Aspekte würdigen und ernst nehmen.

Glossar

Autopilot: Technischer Begriff, der für eine automatische Steuerungsanlage, beispielsweise in Flugzeugen, steht; im Rahmen der Achtsamkeit bezeichnet dieser Begriff automatisch ablaufende Gedanken-, Gefühls- und Handlungsmuster oder auch das automatische Abschweifen des Geistes.

Awareness: Begriff, der in der Gestalttherapie genutzt wird, um eine absichtslose, aktive, innere Haltung der Aufmerksamkeit/Achtsamkeit zu beschreiben. Als gerichtete Form der Aufmerksamkeit/Achtsamkeit bezeichnet awareness eine Bewusstheit, die sich auf alle Phänomene der Wahrnehmung und des Erlebens bezieht.

Beobachterperspektive: Bezeichnet eine Art der Metakognition, bei der das eigene Erleben und Verhalten distanziert wahrgenommen wird; Wahrnehmung, dass man selbst etwas erlebt oder tut.

Buddhismus: Viertgrößte Weltreligion, Lehre von Siddharta Gautama, die vor allem in Asien beheimatet ist, mittlerweile aber auch eine Verbreitung im Westen erfährt. Die buddhistische Lehre postuliert keinen allmächtigen Gott, sondern Ihr Ziel ist es, Wege aus dem Leiden aufzuzeigen und Offenheit, Liebe und Mitgefühl sowie Weisheit und (geistige) Klarheit zu entwickeln.

De-Automatisierung: Durchbrechen automatisch ablaufender Prozesse. Dies kann sich sowohl auf die Ebene der Gedanken und Gefühle als auch auf das Verhalten beziehen.

De-Identifikation: Loslösung und Distanzierung von der Annahme, dass Gedanken und Gefühle fest im Selbst verankert und diesem zugehörig sind; Wahrnehmung dieser Gedanken und Gefühle als mentale, vorüberziehende Gebilde, die keine eigene, aus sich selbst heraus bestehende (feststehende) Realität besitzen.

Dissemination: Verbreitung oder Streuung

Erhaltungsform (der kognitiven Therapie): Systematisches Nachsorgeprogramm, das sich nahtlos an die Akutbehandlung anschließt, mit dem Ziel, einen erneuten Rückfall zu verhindern.

Felt sense: Begriff aus dem Focusing-Therapieansatz nach Eugen Gendlin. Er bezeichnet eine besondere Art von Körpergewahrsein. Ein Felt sense ist ein Körpergefühl, das eine Bedeutung hat. Der Felt sense einer aktuellen Erfahrung kann sich aus vier Aspekte zusammensetzen: ein Körpergefühl, eine emotionale Qualität, ein inneres Bild oder Symbol und eine Verbindung zum Leben.

Gedankenstrom: Bezeichnet das Kommen und Gehen der Gedanken selbst, nicht den Inhalt der Gedanken. Der unaufhörliche Prozess des Denkens selbst – Denktätigkeit.

Gewahrsein: Bezeichnung für einen Bewusstseinszustand, in dem das, was ist, wahrgenommen wird, ohne es zu bewerten oder zu manipulieren. Manchmal wird Gewahrsein synonym für den Bewusstseinszustand der Achtsamkeit benutzt.

Handlungsimpuls: Wird durch die mentale Verknüpfung zwischen einer Gelegenheit und der intendierten Handlung bewirkt (Motivation). Ist Teil der Definition von Emotion bestehend aus: Körperempfindung, Gedanken, einer subjektiven Gefühlsqualität sowie einem Handlungsimpuls.

Hatha-Yoga: Form des Yoga, bei der das Gleichgewicht zwischen Körper und Geist vor allem durch körperliche Übungen (Asanas), durch Atemübungen (Pranayama) und Meditation angestrebt wird.

Innere Achtsamkeit: Begriff aus der Hakomi Therapie. Bezeichnet die nach innen gerichtete Aufmerksamkeit.

Mastery- und Pleasury-Aktivitäten: Mastery-Aktivitäten sind solche, die uns ein Gefühl von Bewältigung vermitteln. Sie nähren uns, weil sie uns die Erfahrung ermöglichen, etwas erreicht oder erledigt zu haben. Klassische Mastery-Aktivitäten sind, die Steuererklärung abzugeben, einen Brief zu schreiben, einkaufen zu gehen oder den Rasen zu mähen. Dabei sind diese Aktivitäten nicht an sich angenehm, aber etwas verändert sich, wenn wir sie erledigt haben.

Pleasure Aktivitäten sind solche, die uns Freude bereiten wie z.B. ein Bad zu nehmen, mit einem Freund essen oder ins Kino zu gehen oder einen Spaziergang zu machen.

Wenn jemand in einer depressiven Phase ist, hat er keinen Zugang dazu, dass ihm die Dinge Freude machen können oder dass ein Gefühl der Bewältigung etwas Positives sein könnte. Dennoch ist es wichtig, diese Aktivitäten einzuleiten, da das Gegenteil, nämlich Passivität, das depressive Erleben nur noch verstärkt.

NICE Guidelines: NICE guidelines sind evidenzbasierte Empfehlungen für Gesundheit und Pflege in England.

Rumination: Psychologischer Fachbegriff für Grübeln. Das Wort Rumination bedeutet Widerkäuen.

Ruminative Gedanken: Immer wiederkehrende, meist sorgenvolle, negative Gedanken, die sich im Kreis drehen und immer wieder denselben Inhalt haben.

Schmerz: Schmerz ist ein unangenehmes Sinnes- und Gefühlserlebnis, das mit aktueller oder potentieller Gewebeschädigung verbunden ist oder mit Begriffen einer solchen Schädigung dargestellt wird (IASP Subcommittee on Taxonomy 1994).

Skills: Fähigkeiten oder Fertigkeiten, die durch Erfahrung oder Training entwickelt oder verbessert werden.

Samatha: Friedvolles Verweilen, Ruhe.

Samatha Meditation: Ruhe-Meditation, andauerndes Konzentrieren auf ein einzelnes Objekt, z.B. den Atem, was dazu dient, die eine geistige Stabilität herzustellen und zu vertiefen; eine der beiden fundamentalen Arten der buddhistischen Mediation.

Vipassana: Einsicht; Dinge sehen, wie sie wirklich sind.

Vipassana Meditation: Einsichtsmeditation, die dazu dient, eine klare Sicht auf die Wirklichkeit zu entwickeln; eine der beiden fundamentalen Arten der buddhistischen Mediation.

Vulnerabilität: Verwundbarkeit, Verletzbarkeit. Bezeichnet in der Psychologie eine spezifische Anfälligkeit für bestimmte psychische Störungen.

Literaturempfehlungen und hilfreiche Adressen

Zum Thema MBCT:

Crane, R. (2011): Achtsamkeitsbasierte kognitive Therapie. Die theoretischen und praktischen Grundzüge der Mindfulness-Based Cognitive Therapy – MBCT. Arbor, Freiburg

Meibert, P. (2014): Der Weg aus dem Grübelkarussell. Achtsamkeitstraining bei Depression, Ängsten und negativen Selbstgesprächen. Das MBCT Buch. Kösel, München

Michalak, J., Heidenreich, T., Williams, J.M. G. (2012): Achtsamkeit. Fortschritte der Psychotherapie. Beltz, Weinheim

Williams, J.M. G., Teasdale, J.D., Segal, Z.V., Kabat-Zinn, J. (2009): Der achtsame Weg durch die Depression. Arbor, Freiburg

Williams, J.M. G, Penman, D. (2011): Meditation im Alltag. Gelassenheit finden in einer hektischen Welt. Goldmann Arkana, München

Zindel, V., Segal, J., Mark, G., Williams, J D. Teasdale (2015): Die Achtsamkeitsbasierte Kognitive Therapie der Depression: Ein neuer Ansatz zur Rückfallprävention. 2. Aufl. DGVT, Tübingen

Zum Thema MBSR:

Kabat-Zinn, J. (2001): Gesund durch Meditation. O.W. Barth-Verlag, Roßdorf

Lehrhaupt, L., Meibert, P. (2012): Stress bewältigen mit Achtsamkeit. Zu innerer Ruhe kommen durch MBSR. Kösel, München

Löhmer, C., Standhardt, R. (2014): MBSR. Die Kunst, das ganze Leben zu umarmen. Klett-Cotta, Stuttgart

Stahl, B., Goldstein, E. (2010): Stressbewältigung durch Achtsamkeit. Das MBSR-Praxisbuch. Arbor, Freiburg

Zum Thema Achtsamkeit in der Psychotherapie:

Anderssen-Reuster, U., Meibert, P., Meck, S., (Hrsg.) (2013): Psychotherapie und buddhistisches Geistestraining. Methoden einer achtsamen Bewusstseinskultur. Schattauer, Stuttgart

Anderssen-Reuster, U. (Hrsg.) (2007): Achtsamkeit in Psychotherapie und Psychosomatik. Haltung und Methode. Schattauer, Stuttgart

Anderssen-Reuster, U. (2013): Achtsamkeit. Das Praxisbuch für mehr Gelassenheit und Mitgefühl. Trias, Stuttgart

Germer, C., Siegel, R., Fulton, P. (2009): Achtsamkeit in der Psychotherapie. Arbor, Freiburg

Heidenreich, T., Michalak, J. (Hrsg.) (2004): Achtsamkeit und Akzeptanz in der Psychotherapie. Ein Handbuch. DGVT, Tübingen

Reddemann, L. (Hrsg.) (2011): Kontexte von Achtsamkeit in der Psychotherapie. Kohlhammer, Stuttgart

Eine Auswahl an CDs:

Kabat-Zinn, J., Kesper-Grossman, U. (2009): Die heilende Kraft der Achtsamkeit. Arbor, Freiburg

Lehrhaupt, L., Meibert, P., Krudup, K. (2012): Stress bewältigen mit Achtsamkeit. MBSR- und Achtsamkeitsübungen für jeden Tag. Kösel, München

Michalak, J., Heidenreich, T., Williams, J.M. G. (2012): Achtsamkeitsübungen für die klinische Praxis und den Alltag. Gesprochen von Petra Meibert. Hogrefe, Göttingen

Hanh, T.N., Nguyen, A.-H. (2008): Geh-Meditation. Goldmann Arkana, München

Adressen Berufsverbände

MBSR-MBCT-Berufsverband Deutschland
Muthesiusstrasse 6, 12163 Berlin
Telefon: 030/797 011 04
E-Mail: kontakt@mbsr-mbct-verband.org
www.mbsr-mbct-verband.org, 02.12.2015

MBSR–MBCT Berufsverband Schweiz
E-Mail: info@mbsr-verband.ch
www.mbsr-verband.ch, 02.12.2015

MBSR–MBCT-Berufsverband Österreich
E-Mail: info@mbsr-verband.at
www.mbsr-verband.at, 02.12.2015

Europäisches Netzwerk von MBSR und MBCT Verbänden
EAMBA – European Associations of Mindfulness based Approaches
www.eamba.net, 02.12.2015

UK Network for Mindfulness-Based Teacher Training Organisations
http://mindfulnessteachersuk.org.uk/, 02.12.2015

Center for Mindfulness in Medicine, Health Care, and Society. University of Massachusetts Medical School
MBSR – Zentrum, gegründet von Prof. Dr. Jon Kabat-Zinn
http://www.umassmed.edu/cfm, 02.12.2105

MBCT – Oxford Mindfulness Centre
University of Oxford, Dept. of Psychiatry
Forschungs- und Ausbildungszentrum gegründet von Prof. Dr. Mark Williams
www.mbct.co.uk, 02.12.2015 oder www.oxfordmindfulness.org, 02.12.2015

Centre for Mindfulness Research and Practice
School of Psychology – Bangor University
www.bangor.ac.uk, 02.12.2015

Zitierte Literatur

Abramowitz, J.S., Tolin, D.F., Street, G.P. (2001): Paradoxical Effects of Thought Suppression: A Meta-Analysis of Controlled Studies. Clinical Psychology Review 21, 683–703

Aggs, C., Bambling, M. (2010): Teaching Mindfulness to Psychotherapists in Clinical Practice: The Mindful Therapy Program. Counseling and Psychotherapy Research 10 (4), 278–286

Allman, J.M., Hakeem, A., Erwin, J.M., Nimchinsky, E., Hof, P. (2001): The Anterior Cingulate Cortex. The Evolution of an Interface between Emotion and Cognition. Annals of the New York Academy of Science 935, 107–114

Allmen, F. von (2007): Buddhismus. Lehren, Praxis, Meditation. Theseus, Saarbrücken

Anderssen-Reuster, U. (Hrsg.) (2011): Achtsamkeit in Psychotherapie und Psychosomatik. Haltung und Methode. 2. Aufl. Schattauer, Stuttgart

Anderssen-Reuster, U., Meibert, P., Meck, S. (Hrsg.) (2013): Psychotherapie und buddhistisches Geistestraining. Methoden einer achtsamen Bewusstseinskultur. Schattauer, Stuttgart

Aucoin, M., Lalonde-Parsi, M.-J., Cooley, K. (2014): Mindfulness-based Therapies in the Treatment of Functional Gastrointestinal Disorder: A Meta-Analysis. Evidence-Based Complementary and Alternative Medicine. http://dx.doi.org/10.1155/2014/140724, 20.12.2015

Baer, R.A. (2003): Mindfulness Training as a Clinical Intervention: A Conceptual and Empirical Review. Clinical Psychology: Science and Practice 10 (2), 125–143

Baer, R.A., Smith, G.T., Allen, K.B. (2004): Assessment of Mindfulness by Self-Report: The Kentucky Inventory of Mindfulness Skills. Assessment 11 (3), 191–206

Baer, R.A., Smith, G.T., Hopkins, J., Krietemeyer, J., Toney, L. (2006): Using Self-Report Assessment Methods to Explore Facets of Mindfulness. Assessment 13, 27–45

Barnhofer, T., Crane, C., Hargus, E., Amarasinghe, M., Winder, R., Williams, J.M.G. (2009): Mindfulness-Based Cognitive Therapy as a Treatment for Chronic Depression: A Preliminary Study. Behaviour Research and Therapy 47, 366–373

Bechara, A., Naqvi, N. (2004): Listening to your Heart: Interoceptive Awareness as a Gateway to Feeling. Nature Neuroscience 7, 102–103

Beddoe, A.E., Murphy, S.O. (2004): Does Mindfulness Decrease Stress and Foster Empathy among Nursing Students? Journal of Nursing Education 43 (7), 305–312

Beitel, M., Ferrer, E., Cecero, J.J. (2005): Psychological Mindedness and Awareness of Self and Others. Journal of Clinical Psychology 61 (6), 739–750

Benson, H., Wallace, R.K. (1971): A Wakeful Hypometabolic Physiologic State. American Journal for Physiology 221 (3), 795–799

Benson, H., Beary, J., Carol, M. (1994): The Relaxation Response. Psychiatry 37, 37–46

Benson, H., Klipper, M. (2000): The Relaxation Response. New York Avon

Beshai, S., Dobson, K.S., Bockting, C.L. H., Quigley, L. (2011): Relapse and Recurrence Prevention in Depression: Current Research and Future Prospects. Clinical Psychology Review 31, 1349–1360

Birnie, K., Speca, M., Carlson, L.E. (2010): Exploring Self-Compassion and Empathy in the Context of Mindfulness-based Stress Reduction (MBSR). Stress & Health 26, 359–371

Bishop, S.R., Lau, M., Shapiro, S., Carlson, L.E., Anderson, N.D., Carmody, J., Segal, V.S., Abbey, S., Speca, M., Velting, D., Devins, G. (2004): Mindfulness: A Proposed Operational Definition. Clinical Psychology: Science and Practice 11, 230–241

Blanke, O., Arzy, S. (2005): The out-of-body Experience; Disturbed Self-Processing at the temporo-parietal Junction. Neuroscience 11, 16–24

Block-Lerner, J., Adair, C., Plumb, J.C., Rhatigan, D.L., Orsillo, S.M. (2007): The Case for Mindfulness-Based Approaches in the Cultivation of Empathy: Does Non-Judgmental, Present-Moment Awareness Increase Capacity for Perspective-Taking and Empathic Concern? Journal of Marital & Family Therapy 33 (4), 501–516

Bohlmeijer, E., Prenger, R., Taal, E., Cuijpers, P. (2010): The Effects of Mindfulness-Based Stress Reduction Therapy on Mental Health of Adults with a Chronic Medical Disease: A Meta-Analysis. Journal of Psychosomatic Research 68, 539–544

Borrell-Carrió, F., Epstein, R.M. (2004): Preventing Errors in Clinical Practice: A Call for Self-Awareness. Annals of Family Medicine 2, 310–316

Brefczynski-Lewis, J.A., Lutz, A., Schaefer, H.S., Levinson, D.B., Davidson, R.J. (2007): Neural Correlates of Attentional Expertise in long-term Meditation Practitioners. Proceedings of the National Academy of Sciences of the USA 104 (27), 11483–11488

Brown, K.W., Ryan, R. (2003): The Benefits of Being Present: Mindfulness and its Role in Psychological Well-being. Journal of Personality and Social Psychology 84 (4), 822–848

Buchheld, N., Grossman, P., Walach, H. (2001): Measuring Mindfulness in Insight Meditation (Vipassana) and Meditation-Based Psychotherapy: The Development of the Freiburg Mindfulness Inventory (FMI). Journal for Meditation and Meditation Research 1 (1), 11–34

Bundschuh-Müller, K. (2004): Achtsamkeit und Akzeptanz in der Personenzentrierten und Experientiellen Psychotherapie. In: Heidenreich, T. u. Michalak, J. (Hrsg.): Achtsamkeit und Akzeptanz in der Psychotherapie. Ein Handbuch. DGVT, Tübingen

Cardaciotto, L.A., Herbert, J.D., Forman, E.M., Moitra, E., Farrow, V. (2008): The Assessment of Present-Moment Awareness and Acceptance. The Philadelphia Midfulness Scale. Assessment 15 (2), 204–223

Carmody, J., Baer, R.A., Lykins, E.L. B., Olendzki, N. (2009): An Empirical Study of the Mechanisms of Mindfulness in a Mindfulness-Based Stress Reduction Program. Journal of Clinical Psychology 65 (6), 613–626

Carstens-Stiftung: Drei-Jahres-Projekt zur Integrativen Pädiatrie. http://www.carstens-stiftung.de/artikel/dr-nils-altner-ueber-achtsamkeit.html, 22.12.15

Casey, K.L., Minoshima, S., Mottow, T.J., Koeppe, R.A. (1996): Comparison of Human Cerebral Activation Pattern during Cutaneous Warmth, Heat Pain, and Deep Cold Pain. Journal of Neurophysiology 76 (19), 571–581

Chadwick, P., Hember, M., Symes, J., Peters, E., Kuipers, E., Dagnan, D. (2008): Responding Mindfully to Unpleasant Thoughts and Images: Reliability and Validity of the Southampton Mindfulness Questionnaire (SMQ). British Journal of Clinical Psychology 47, 451–465

Chambers, R., Gullone, E., Allen, N.B. (2009): Mindful Emotion Regulation: An Integrative Review. Clinical Psychology Review 29, 560–572

Chiesa, A., Calati, R., Serretti, A. (2011): Does Mindfulness Training Improve Cognitive Abilities? A Systematic Review of Neuropsychological Findings. Clinical Psychology Review 31 (3), 449–464

Chiesa, A., Brambilla, P., Serretti, A. (2010): Functional Neural Correlates of Mindfulness Meditations in Comparison with Psychotherapy, Pharmacotherapy and Placebo Effect. Is there a Link? Acta Neuropsychiatrica 22, 104–117

Chiesa, A., Serretti, A. (2010): A sSstematic Review of Neurobiological and Clinical Features of Mindfulness Meditations. Psychological Medicine 40, 1239–1252

Chiesa, A., Serretti, A. (2009): Mindfulness-Based Stress Reduction for Stress Management in Healthy People: A Review and Meta-Analysis. The Journal of Alternative and Complementary Medicine 15 (5), 593–600

Christopher, J.C., Chrisman, J.A., Trotter-Mathison, M.J., Schure, M.B., Dahlen, P., Christohper, S.B. (2011): Perceptions of the Long-Term Influence of Mindfulness Training on Counselors and Psychotherapists: A Qualitative Inquiry. Journal of Humanistic Psychology 51 (3), 318–349

Condon, P., Desbordes, G., Miller, W.B., DeSteno, D. (2013): Meditation Increases Compassionate Responses to Suffering. Psychological Science 24 (10), 2125 http://pss.sagepub.com/content/24/10/2125.full.pdf+html, 02.12.2015

Corcoran, K.M., Farb, N., Anderson, A., Segal, Z.V. (2010): Mindfulness and Emotion Regulation: Outcomes and Possible Mediating Mechanisms. In Kring, A.M. & Sloan, D.M. (Eds.): Emotion Regulation and Psychopathology: A Transdiagnostic Approach to Etiology and Treatment, 339–355. New York, Guilford Press

Craigie, M.A., Rees, C.S., Marsh, A., Nathan, P. (2008): Mindfulness-Based Cognitive Therapy for Generalized Anxiety Disorder: A Preliminary Evaluation. Behavioural and Cognitive Psychotherapy 36 (5), 553–568

Cramer, H., Lauche, R., Paul, A., Dobos, G. (2012): Mindfulness-Based Stress Reduction for Breast Cancer – a Systematic Review and Meta-Analysis. Current Oncology 19 (5), 343–352

Davidson, R.J., Kabat-Zinn, J., Schumacher, J., Rosenkrantz, M., Muller, D., Santorelli, S.F. (2003): Alterations in Brain and Immune function Produced by Mindfulness Meditation. Psychosomatic Medicine 65, 564–570

Decety, J., Jackson, P.L. (2004): The Functional Architecture of Human Empathy. Behavioral and Cognitive Neuroscience Reviews 3, 71–100

Deckersbach, T., Hölzel, B., Eisner, L., Lazar, S.W., Nierenberg, A.A. (2015):

Achtsamkeitsbasierte Kognitive Therapie bei Bipolaren Störungen. Schattauer, Stuttgart

Deikman, A.J. (1982): The Observing Self. Boston: Beacon Press

de Jong-Meyer, R., Hautzinger, M., Kühner, C. & Schramm, E. (2007): Evidenzbasierte Leitlinie zur Psychotherapie Affektiver Störungen. Hogrefe, Göttingen

Dekeyser, M., Raes, F., Leijssen, M., Leysen, S., Dewulf, D. (2008): Mindfulness Skills and Interpersonal Behavior. Personality and Individual Differences 44 (5), 1235–1245

Deutsche Schmerzliga e.V. Chronischer Schmerz. Daten, Fakten, Hintergründe. www.schmerzliga.de, 02.12.2015

Deutsche Schmerzgesellschaft – DGSS. www.dgss.org, 02.12.2015

DGPPN, BÄK, KBV, AWMF, AkdÄ, BPtK, BApK, DAGSHG, DEGAM, DGPM, DGPs, DGRW (Hrsg.) für die Leitliniengruppe Unipolare Depression (2015). S3-Leitlinie/Nationale VersorgungsLeitlinie Unipolare Depression – Langfassung, 1. Auflage. Version 5. 2009, zuletzt verändert: Juni 2015. www.depression.versorgungsleitlinien.de, 02.12.2015

Donaldson, S., Lam, D. (2004): Rumination, Mood and Social Problem-Solving in Major Depression. Psychological Medicine 34, 1309–1318

Egle, U.T., Hoffmann, S.O., Lehmann, K.A., Nix, W.A. (2015): Handbuch Chronischer Schmerz. Schattauer, Stuttgart

Emavardhana, T., Tori, C.D. (1997): Changes in Self-Concept, Ego Defense Mechanisms, and Religiosity Following Deven-day Vipassana Meditation Retreats. Journal for the Scientific Study of Religion 36, 194–206

Epstein, R.M. (2003): Mindful Practice in Action (I): Technical Competence, Evidence-Based Medicine, and Relationship-Centered Care. Families, Systems and Health 21 (1), 1–9

Epstein, R.M. (2000): Gedanken ohne den Denker. Das Wechselspiel von Buddhismus und Psychotherapie. Fischer, Frankfurt/Main

Evans, S., Ferrando, S., Findler, M., Stowell, C., Smart, C., Haglin, D. (2008): Mindfulness-Based Cognitive Therapy for Generalized Anxiety Disorder. Journal of Anxiety Disorders 22, 719–721

Farb, N.A.S., Segal, Z.V., Mayberg H., Bean, J., McKeon, D., Fatima, Z., Anderson, A.K. (2007): Attending to the Present: Mindfulness Mediation Reveals Distinct Neural Modes of Self-Reference. In: Social Cognitive & Affective Neuroscience 2 (4), 313–322

Feldman, G., Hayes, A., Kumar, S., Greeson, J., Laurenceau, J.-P. (2007): Mindfulness and Emotion Regulation: The Development and Initial Validation of the Cognitive and Affective Mindfulness Scale-Revised (CAMS-R). Journal of Psychopathology and Behavioral Assessment 29, 177–190

Fitzpatrick, L., Simpson, J., Smith, A. (2010): A Qualitative Analysis of Mindfulness-Based Cognitive Therapy (MBCT) in Parkinson's Sisease. Psychology and Psychotherapy: Theory, Research and Practice 83, 179–192

Foley, E., Baillie, A., Huxter, M., Price, M., Sinclair, E. (2010): Mindfulness-Based Cognitive Therapy for Individuals whose Lives Have Been Affected by Cancer: A Randomized Controlled Trial. Journal of Consulting and Clinical Psychology 78 (1), 72–79

Fonagy, P., Gergely, G., Jurist, L., Target, M. (2004): Affektregulierung, Mentalisierung und die Entwicklung des Selbst. Klett-Cotta, Stuttgart

Freitas-Ferrari, M.C.; Hallak, J.E. C., Trzesniak, C., Filho, A.S., Machade-de-Sousa, J.P., Chagas, M.H. N., Nardi, A.E., Crippa, J.A. S. (2010): Neuroimaging in Social Anxiety Disorder: A Systematic Review of the Literature. Progress in Neuro-Psychopharmacology & Biological Psychiatry 34, 656–580

Freud, S. (1994): Abriss der Psychoanalyse. Einführende Darstellungen. Fischer Taschenbuch (Originalausgabe 1938), Frankfurt/Main

Fuchs, E., Flügge, G. (2014): Adult Neuroplasticity: More Than 40 Years of Research. Neural Plasticity. 2014, Article ID 541870, http://dx.doi.org/10.1155/2014/541870

Fuchs, E., Flügge, G., Czeh, B. (2006): Remodeling of Neuronal Networks by Stress. Frontiers in Bioscience: A Journal and Virtual Library 11, 2746–2758

Galantino, M.L., Baime, M., Maguire, M., Szapray P.O., Farrar, J.T. (2005): Association of Psychological and Physiological Measures of Stress in Health-Care Professional during an 8-week mindfulness Meditation program: Mindfulness in Practice. Stress and Health. In: Journal of the International Society for the Investigation of Stress. 21, 255–261

Garland, E.L., Gaylord, S.A., Fredrickson, B.L. (2011): Positive reappraisal Mediates the Stress-Reductive Effects of Mindfulness: An upward Spiral Process. Mindfulness 2, 59–67

Gendlin, E.T. (1981): Focusing (2nd ed.). Bantam, New York

Germer, C., Siegel, R., Fulton, P. (Hrsg.) (2009): Achtsamkeit in der Psychotherapie. Arbor, Freiburg

Gilbert, P., Tirch, D. (2009): Emotional Memory, Mindfulness and Compassion. In: Didonna, F. (edt): Clinical Handbook of Mindfulness. Springer Science and Business Media, New York, 99–110

Gilbert, P., Manber, T., Hakimi, S., Canli, T., Gross, J.J. (2009): Neural Bases of Social Anxiety Disorder: Emotional Reactivity and Cognitive Regulation during Social and Physical Threat. Archives of General Psychiatry 66, 170–180

Goldin, P.R., Ziv, M., Jazaieri, H., Hahn, K., Gross, J.J. (2013): MBSR vs Aerobic Exercise in Social Anxiety: fMRI of Emotion Regulation of Negative Self Beliefs. Social Cognitive and Affective Neuroscience 8, 65–72

Goleman, D.J., Schwartz, G.E., Frederickson, B.L. (1976): Meditation as an Intervention in Stress Reactivity. Journal of Consulting and Clinical Psychology 44, 456–466

Gotink, R.A., Chu, P., Buschbach, J.J. V., Benson, H., Fricchione, G.L., Hunink, M.G. M. (2015): Standardised Mindfulness-Based Interventions in Healthcare: An Overview of Systematic Reviews and Meta-Analyses of RCTs. PLOS ONE, http://www.plosone.org/article/fetchObject.action?uri=info:doi/10.1371/journal.pone.0124344&representation=PDF, 02.12.2015

Greason, P.B., Cashwell, C.S. (2009): Mindfulness and Counselling Self-Efficacy: The Mediating Role of attention and Empathy. Counselor Education & Supervision, 49, 2–19

Grepmair, L.J., Nickel, M.K. (2007): Achtsamkeit des Psychotherapeuten. Springer, Heidelberg

Grepmair, L.J., Mitterlehner, F., Loew, T., Nickel, M. (2007a): Promotion of Mindfulness in Psychotherapists in Training: Preliminary Study. European Psychiatry 22, 485–489

Grepmair, L.J., Mitterlehner, F., Loew, T., Bachler, E., Rother, W., Nickel, M. (2007b): Promoting Mindfulness in Psychotherapists in Training Influences the Treatment Results of their Patients: A Randomized, dDouble-Blind, Controlled Study. Psychotherapy and Psychosomatics 76, 332–338

Griffiths, K., Camic, P.M., Hutton, J.M. (2009): Participant Experiences of a Mindfulness-Based Cognitive Therapy Group for Cardiac Rehabilitation. Journal of Health Psychology 14 (5), 675–681

Groopman, J. (2007): How Doctors Think. Boston, MA: Houghton Mifflin

Grossman, P. (2011): Defining Mindfulness by how Poorly I think I Pay Attention during Everyday Awareness and other Intractable Problems for Psychology's (Re)Invention of Mindfulness: Comment on Brown et al. (2011). Psychological Assessment 23 (4), 1034–1040

Grossman, P., Niemann, L., Schmidt, S., Wallach, H. (2004): Mindfulness-Based Stress Reduction and Health Benefits: A Meta-Analysis. Journal of Psychosomatic Research 57 (1), 35–43

Gu, J., Strauss, C., Bond, R. Cavanagh, K. (2015): How Do Mindfulness-Based Cognitive Therapy and Mindfulness-Based Stress Reduction Improve Mental Health and Wellbeing? A Systematic Review and Meta-Analysis of Mediation Studies. Clinical Psychology Review 37, 1–12

Gunaratana, M.H. (1996): Die Praxis der Achtsamkeit. Eine Einführung in die Vipassana-Meditation. Kristkeitz, Heildelberg

Hanh, T.N. (2012): Schritte der Achtsamkeit. Eine Reise an den Ursprung des Buddhismus. 13. Aufl. Herder, Freiburg

Hayes, S.C., Strohsahl, K.D., Wilson, K.G. (1999): Acceptance and Commitment Therapy: An Experimental Approach to Behavior Change. Guilford Press, New York

Hayes, S.C., Lillis, J. (2013): Akzeptanz- und Commitment-Therapie. Wege der Psychotherapie. Ernst Reinhardt, München/Basel

Heidenreich, T., Michalak, J. (2013): Die dritte Welle der Verhaltenstherapie. Grundlagen und Praxis. Beltz, Weinheim

Heidenreich, T., Michalak, J. (2009): Achtsamkeit und Akzeptanz in der Psychotherapie. Ein Handbuch. DGVT, Tübingen

Heidenreich, T., Michalak, J. (2003): Achtsamkeit („Mindfulness") als Therapieprinzip in Verhaltenstherapie und Verhaltensmedizin. Verhaltenstherapie 13, 264–274

Heidenreich, T., Tuin, I., Pflug, B., Michal, M., Michalak, J. (2006): Mindfulness-Based Cognitive Therapy for Persistent Insomnia: A Pilot Study. Psychotherapy and Psychosomatics 75 (3), 188–189

Hepburn, S.R., Crane, C., Barnhofer, T., Duggan, D.S., Fennell, M.J. V., Williams, M.G. (2009): Mindfulness-Based Cognitive Therapy May Reduce Thought Suppression in Previously Suicidal Participants: Findings from a Preliminary Study. British Journal of Clinical Psychology 48, 209–215

Hofmann, S.G., Sawyer, A.T., Witt, A.A., Oh, D. (2010): The Effect of Mindfulness-Based Therapy on Anxiety and Depression: A Meta-Analytic Review. Journal of Consulting and Clinical Psychology 78 (2), 169–183

Hollon, S.D., DeRubeis, R.J., Shelton, R.C. et al (2005): Prevention of Relapse Following Cognitive Therapy vs Medications in Moderate to Severe Depression. Archives of General Psychiatry 62, 417–422

Hölzel, B.K., Brähler, C. (2015): Achtsamkeit. Mitten im Leben. Anwendungsgebiete und wissenschaftliche Perspektiven. O.W. Barth, Saarbrücken

Hölzel, B.K., Carmody, J., Vangel, M., Congleton, C., Yerramsetti, S.M., Gard, T., Lazar, S.W. (2011a): Mindfulness Practice Leads to Increases in Regional Brain Gray Matter Density. Psychiatry Research 191, 36–43

Hölzel, B.K., Lazar, S.W., Gard, T., Schuman-Olivier, Z., Vago, D.R., Ott, U. (2011b): How Does Mindfulness Meditation Work? Proposing Mechanisms of Action from a Conceptual and Neural Perspective. Perspectives on Psychological Science 6 (6), 537–559

Hölzel, B.K., Carmody, J., Evans, K.C., Hoge, E.A., Dussek, J.A. u.a. (2010): Stress Reduction Correlates with Structural Changes in the Amygdala. Social Cognitive and Affective Neuroscience 5, 11–17

Hölzel, B.K., Ott, U., Gard, T., Hempel, H., Weygandt, M., Morgen, K., Vaitl, D. (2008): Investigation of Mindfulness Meditation Practitioners with voxel-based Morphometry. Social Cognitive and Affective Neuroscience 3, 55–61

Hölzel, B.K., Ott, U., Hempel, H., Hackl, A., Wolf, K., Stark, R., Vaitl, D. (2007): Differential Engagement of anterior cingulate and adjacent medial Frontal Cortex in Adept Meditators and Non-Meditators. Neuroscience Letters 421, 16–21

Irving, J.A., Dobkin, P.L., Park, J. (2009): Cultivating Mindfulness in Health Care Professionals: A Review of Empirical Studies of Mindfulness-Based Stress Reduction (MBSR). Complementary Therapies in Clinical Practice, 15, 61–66

Johnson, J.A., Cheek, J.M., Smither, R. (1983): The Structure of Empathy. Journal of Personality and Social Psychology 45 (6), 1299–1312

Jung, C.G. (1992): Psychological Commentary on the Tibetan Book of Great Liberation. In Meckel, D., Moore, R. (Eds.): Self and Liberation: The Jung-Buddhism dialogue. (Original work published 1939) Paulist Press, Casa Meda (Californien)

Kabat-Zinn, J. (2013): Das Abenteuer Achtsamkeit. Wie Sie Weisheit für Körper, Geist und Seele entwickeln. Arbor, Freiburg

Kabat-Zinn, J. (2001): Gesund durch Meditation. Das große Buch der Selbstheilung. O.W. Barth, Saarbrücken

Kabat-Zinn, J. (1990): Full Catastrophe Living: The Program of the Stress Reduction Clinic at the University of Massachusetts Medical Center. Delta, New York

Kabat-Zinn, J., Chapman-Waldrop, A. (1988): Compliance with an Outpatient Stress Reduction Program: Rates and Predictors of Program Completion. Journal of Behavioral Medicine 11, 333–335

Kabat-Zinn, J. (1982): An Outpatient Program in Behavioral Medicine for Chronic Pain Patients Based on the Practice of Mindfulness Meditation: Theoretical Considerations and Preliminary Results. General Hospital Psychiatry 4 (1), 33–47

Keng, S.-L., Smoski, M.J., Robins, C.J. (2011): Effects of Mindfulness on Psychological Health: A Review of Empirical Studies. Clinical Psychology Review 31, 1041–1056

Kenny, M.A., Williams, J.M. G. (2007): Treatment-Resistant Depressed Patients Show a Good Response to Mindfulness-Based Cognitive Therapy. Behaviour Research and Therapy 45, 617–625

Khoury, B., Lecomte, T., Fortin, G., Masse, M., Therien, P., Bouchard, V., Chapleau, M.-A., Paquin, K., Hofmann, S.G. (2013): Mindfulness-Based Therapy: A Comprehensive Meta-Analysis. Clinical Psychological Review 33, 763–771

Killingworth, M.A., Gilbert, D.T. (2010): A Wandering Mind Is an Unhappy Mind. Science 330, (6006), 932

Kim, Y.W., Lee, S.-H., Choi, T.K., Suh, S.Y., Kim, B., Kim, C.M., Cho, S.J., Kim, M.J., Yook, K., Ryu, M., Song, S.K., Yook, K.-H. (2009): Effectiveness of Mindfulness-Based Cognitive Therapy as an Adjuvant to Pharmacotherapy in Patients with Panic Disorder or Generalized Anxiety Disorder. Depression and Anxiety 26, 601–606

Kingston, T., Dooley, B., Bates, A., Lawlor, E., Malone, K. (2007): Mindfulness-Based Cognitive Therapy for Residual Depressive Symptoms. Psychology and Psychotherapy: Theory, Research and Practice 80, 193–203

Kross, E., Aydul, O., Mischel, W. (2005): When Asking „Why“ Does not Hurt. Psychological Science 16, 709–715

Külz, A.K., Hertenstein, E., Rose, N., Heidenreiche, T., Herbst, N., Thiel, N., Nissen, C., Voderholzer, U. (2014): Achtsamkeitsbasierte kognitive Therapie (MBCT) bei Zwangsstörungen. Verhaltenstherapie und psychosoziale Praxis 41 (3), 569–576

Külz, A.K., Rose N. (2014): Achtsamkeitsbasierte kognitive Therapie (MBCT) für Patienten mit Zwangsstörung – eine Adaptation des Originalkonzepts. Psychotherapie, Psychosomatik, Medizinische Psychologie 64, 35–40

Kumar, S, Feldman, G, Hayes, S.C. (2008): Changes in Mindfulness and Emotion Regulation in an Exposure-Based Cognitive Therapy for Depression. Cognitive Therapy and Research 32, 734–44

Kurtz, R., (2002): Hakomi. Eine Körperorientierte Psychotherapie. Kösel, München

Kuyken, W., Hayes, R., Barrett, B., Byng, R., Dalgleish, T., Kessler, D., Lewis, G., Watkins, E., Brejcha, C., Cardy, J., Causley, A., Cowderoy, S., Evans, A., Gradinger, F., Kaur, S., Lanham, P., Morant, N., Richards, J., Shah, P., Sutton, H., Vicary, R., Weaver, A., Wilks, J., Williams, M., Taylor, R.S., Byford, S. (2015): Effectiveness and Cost-Effectiveness of Mindfulness-Based Cognitive Therapy Compared with Maintenance Antidepressant Treatment in the Prevention of Depressive Relapse or Recurrence (PREVENT): A Randomized Controlled Trial. The Lancet 386, 63–73

Kuyken, W., Watkins, W., Holden, E., White, K., Taylor, R.S., Byford, S., Evans, S., Radford, S., Teasdale, J.D., Dalgleish, T. (2010): How Does Mindfulness-Based Cognitive Therapy Work? Behaviour Research and Therapy 48, 1105–1112

Kuyken, W., Byford, S., Taylor, R., Watkins, E., Holden, E., White, K., Barrett, B., Byng, R., Evans, A., Mullan, E., Teasdale, J.D. (2008): Mindfulness-Based Cognitive Therapy to Prevent Relapse in Recurrent Depression. Journal of Consulting and Clinical Psychology 76, 966–978

Lambert, M.J. (1992): Implications of Outcome Research for Psychotherapy Integration. In J.C. Norcross & M.R. Goldfried (Eds.): Handbook of Psychotherapy Integration. New York: Basic Books, 94–129

Lau, M.A., Bishop, S.R., Segal, Z.V., Buis, T., Anderson, N.D., Carlson, L., Shapiro, S., Carmody, J. (2006): The Toronto Mindfulness Scale: Development and Validation. Journal of Clinical Psychology 62 (12), 1445–1467

Lim, D., Condon, P., DeSTeno, D. (2015): Mindfulness and Compassion: An Examination of Mechanism and Scalability. PLOS one. doi: 10.1371/journal.pone.0118221

Linehan, M. (1993a): Cognitive-Behavioral Treatment of Borderline Personality Disorder. Guilford Press, New York

Linehan, M. (1993b): Skills Training Manual for Treating Borderline Personality Disorder. Guilford Press, New York

Liotti, M., Mayberg; H.S., McGinnis, S., Brannan, S.L., Jerabek, P. (2002): Unmasking Disease-Specific Cerebral Blood Flow Abnormalities: Mood Challenge in Patients with Remitted Unipolar Depression. American Journal of Psychiatry 159 (11), 1830–1840

Lovas, D.A., Barsky, A.J. (2010): Mindfulness-Based Cognitive Therapy for Hypochondriasis, or Severe health Anxiety: A Pilot Study. Journal of Anxiety Disorders 24, 931–935

Lutz, A., Slagter, H.A., Dunne, J.D., Davidson, R.J. (2008): Attention Regulation and Monitoring in Meditation. Trends in Cognitive Sciences 12, 163–169

Ma, S.H., Teasdale, J.D. (2004): Mindfulness-Based Cognitive Therapy for Depression: Replication and Exploration of Differential Relapse Prevention Effects. Journal of Consulting and Clinical Psychology 72 (1), 31–40

Mackenzie, M.J., Carlson, L.E., Munoz, M., Speza, M. (2007): A Qualitative Study of self-Perceived Effects of Mindfulness-Based Stress Reduction (MBSR) in a Psychosocial Oncology Setting. Stress and Health. Journal of the International Society for the Investigation of Stress 23 (1), 59–69

Magid, B. (2002): Ordinary Mind: Exploring the Common Ground of Zen and Psychotherapy. Wisdom Publications, Somerville (Massachusetts)

Martin-Assuero, A., Garcia-Banda, G. (2010): The Mindfulness-Based Stress Reduction Program (MBSR) Reduces Stress-Related Psychological Distress in Healthcare Professionals. The Spanish Journal of Psychology 13 (2), 895–903

Marcus, D.K., Hughes, K.T., Arnau, R.C. (2008): Health, Anxiety, Rumination and Negative Affect: A Meditational Analysis. Journal of Psychometric Research 64, 495–501

Mathew, K.L., Whitford, H.S., Kenny, M.A., Denson, L.A. (2010): The Long-Term Effects of Mindfulness-Based Cognitive Therapy as a Relapse Prevention Treatment for Major Depressive Disorder. Behavioural and Cognitive Psychotherapy 35 (5), 561–576

May, S., O'Donovan, A. (2007): The Advantages of the Mindful Therapist. Psychotherapy in Australia, 13 (4), 46–53

McCown, D., Reibel, D., Micozzi, M. (2011): Achtsamkeit lehren. Ein Praxisleitfaden für Therapeuten, Ärzte und Kursleiter. Arbor, Freiburg

McManus, F., Muse, K., Surawy, C. (2011): Mindfulness-based cognitive therapy (MBCT) for severe health anxiety. Healthcare Counseling and Psychotherapy Journal 11 (1), 19–23.

Meibert, P., Michalak, J., Heidenreich, T. (2011): Achtsamkeitsbasierte Stressreduktion (MBSR – Mindfulness-based Stress Reduction) in der klinischen Anwendung. Psychotherapie, Psychosomatik, Medizinische Psychologie 61, 328–332

Meibert, P., Michalak, J., Heidenreich, T. (2010): Achtsamkeit in kognitiv behavioralen Therapien. Psychotherapie 15, 98–114

Michalak, J., Burg, J., Heidenreich, T. (2012a): Don't Forget Your Body: Mindfulness, Embodiment, and the Treatment of Depression. Mindfulness 3, 190–199

Michalak, J., Heidenreich, T., Williams, M. (2012b): Achtsamkeit. Fortschritte der Psychotherapie. Hogrefe, Göttingen

Michalak, J., Heidenreich, T., Ströhle, G., Nachtigall, C. (2008): Die deutsche Version der Mindful Attention and Awareness Scale (MAAS). Zeitschrift für Klinische Psycholgie und Psychotherapie 37 (3), 200–208.

Michalak, J., Troje, N. F., Fischer, J., Vollmar, P., Heidenreich, T., Schulte, D. (2009): Embodiment of Sadness and Depression – Gait Patterns Associated with Dysphoric Mood. Psychosomatic Medicine 71, 580–587.

Michalak, J., Troje, N. F., Heidenreich, T. (2011): The Effects of Mindfulness-Based Cognitive Therapy on Depressive Gait Patterns. Journal of Cognitive and Behavioral Psychotherapies 11 (1), 13–27

Michalak, J., Troje, N. F., Heidenreich, T. (2010): Embodied Effects of Mindfulness-Based Cognitive Therapy. Journal of Psychosomatic Research 68, 312–313

Modinos, G., Ormel, J., Aleman, A. (2010): Individual Differences in Dispositional Mindfulness and Brain Activity Involved in Reappraisal of Emotion. Social Cognitive and Affective Neuroscience 5, 369–377

Moore, A., Malinowski, P. (2009): Meditation, Mindfulness and Cognitive Flexibility. Consciousness and Cognition, 18, 176–186

Neff, K. D. (2003a): The Development and Validation of a Scale to Measure Self-Compassion. Self and Identity 2, 223–250

Neff, K. D. (2003b): Self-Compassion: An Alternative Conceptualization of a Healthy Attitude toward oneself. Self and Identity 2, 85–101

NICE (2009): Depression: The Treatment and Management of Depression in Adults (Update). NICE clinical guideline 90. www.nice.org.uk/CG90, 02.12.2015 [NICE guideline]

Nyanaponika, (1997): Geistestraining durch Achtsamkeit. Die buddhistische Satipatthana-Methode. Buddhistische Handbibliothek. Beyerlein & Steinschulte, Stammbach

Ortner, C. N. M., Kilner, S. J., Zelazzo, P. D. (2007): Mindfulness Meditation and Reduced Emotional Interference on a Cognitive Task. Motive Emotion 31, 271–281

Pagnini, F., Philips, D. (2015): Being Mindful about Mindfulness. In: www.thelancet.com/psychiatry 2, 288–289, 02.12.2015

Palazidou, E. (2012): The Neurobiology of Depression. British Medical Bulletin 101 (1), 127–145

Perls, F. S. (1996, 2012): Das Ich, der Hunger und die Agression. Die Anfänge der Gestalttherapie. Klett-Cotta, Stuttgart

Piet, J., Hougaard, E. (2011): The Effect of Mindfulness-Based Cognitive Therapy for Prevention of Relapse and Recurrent Major Depressive disorder: A systematic Review and Meta-Analysis. Clinical Psychology Review 31, 1032–1040

Querstret, D., Cropley, M. (2013): Assessing Treatments Used to Reduce Rumination and/or Worry: A Systematic Review. Clinical Psychology Review 33, 996–1009

Reddemann, L. (2011): Kontexte von Achtsamkeit in der Psychotherapie. Kohlhammer, Stuttgart

Reddemann, L. (2006): Vortrag Kongress „Achtsamkeit“. Universität Witten Herdecke, 17.03.2006

Reddemann, L. (2001): Imagination als heilsame Kraft. Zur Behandlung von Traumafolgen mit ressourcenorientierten Verfahren. Klett-Cotta, Stuttgart

Roemer, L., Orsillo S. M. (2009): Mindfulness- and Acceptance-Based Behavioral Therapies in Practice. Guides to Individualized Evidence-Based Treatment. Guilford Press, New York

Rogers, C. R. (1979): The Foundations of the Person-Centered Approach. Education 100, 96–107

Rousseau, J. J.: Zitat in: Knischek, S. (2009): Lebensweisheiten berühmter Philosophen. Humboldt, Hannover

Safran, J. D. (2006): Achtsamkeit und interaktionelle Ablaufmuster in der Psychoanalyse. Psychotherapie im Dialog 7 (3), 244–251

Safran, J. D. (2003): Psychoanalysis and Buddhism. Wisdom Publications, Somerville (Massachusetts)

Schenstrom, A., Ronnberg, S., Bodlund, O. (2006): Mindfulness-Based Cognitive Attitude Training for Primary Care Stuff: A Pilot Study. Complementary Health Practice Review, 11(3), 144–152

Schmidt, S. (2015): In: Hölzel, B. K., Brähler, C. (Hrsg.): Achtsamkeit. Mitten im Leben. Anwendungsgebiete und wissenschaftliche Perspektiven. O. W. Barth, Saarbrücken, 21–42

Sedlmeier, P., Eberth, J., Schwarz, M., Zimmermann, D., Haarig, F., Jaeger, S., Kunze, S. (2012): The Psychological Effects of Meditation: A Meta-Analysis. Psychological Bulletin 138 (6), 1139–1171

Segal, Z. V., Bieleing, P., Young, T., MacQueen, G., Cooke, R., Martin, L., Block, R., Levitan, R. (2010): Antidepressant Monotherapy versus Sequential Pharmacotherapy and Mindfulness-Based Cognitive Therapy, or Placebo, for Relapse Prophylaxis in Recurrent Depression. Archives of General Psychiatry 67 (12), 1256–1264

Segal, Z. V., Gemar, M. C., Williams, J. M. G. (1999): Differential Cognitive Response to a Mood Challenge Following Successful Cognitive Therapy or Pharmacotherapy for Unipolar Depression. Journal of Abnormal Psychology 108, 3–10

Segal, Z. V., Williams, J. M. G., Teasdale, J. D. (2015): Die Achtsamkeitsbasierte Kognitive Therapie der Depression. Ein neuer Ansatz zur Rückfallprävention. 2. Aufl. DGVT, Tübingen

Seligman M. (2009): Der Glücksfaktor. Warum Optimisten länger leben. Bastei Lübbe, Köln

Seligman, M., Schuhmacher, S. (2012): Flourish – Wie Menschen aufblühen: Die Positive Psychologie des gelingenden Lebens. Kösel, München

Semple, R.J., Lee, J., Rosa, D., Miller, L.F. (2009): A Randomized Trial of Mindfulness-Based Cognitive Therapy for Children: Promoting Mindful Attention to Enhance Social-Emotional Resiliency in Children. Journal of Child and Family Studies 19, 218–229

Sendker, J.P. (2014): Das Herzenhören. Heyne, München

Shapiro, S.L. (1992): A Preliminary Studie of Long-Term Meditators: Goals, Effects, Religious Orientation, Cognitions. The Journal of Transpersonal Psychology 24 (1), 23–39

Shapiro, S.L., Astin, J.A., Bishop, S.R., Cordova, M. (2005): Mindfulness-Based Stress Reduction for Health Care Professionals: Results from a randomized Trial. International Journal of Stress Management 12 (2), 164–176

Shapiro, S.L., Astin, J.A., Freedmann, B. (2006): Mechanisms of Mindfulness. Journal of Clinical Psychology 62, 373–386

Shapiro, S.L., Brown, K.W., Biegel, G.M. (2007): Teaching Self-Care to Caregivers: Effects of Mindfulness-Based Stress Reduction on the Mental Health of Therapists in Training. Training and Education in Professional Psychology 1 (2), 105–115

Shapiro, S.L., Carlson, L. (2011): Die Kunst und Wissenschaft der Achtsamkeit. Die Integration von Achtsamkeit in Psychologie und Heilberufe. Arbor, Freiburg

Shapiro, S.L., Schwartz, G.E., Bonner, G. (1998): Effect of Mindfulness-Based Stress Reduction on Medical and Premedical Students. Journal of Behavioral Medicine 21 (6), 581–599

Simshäuser, K., Schmidt, T. (2015): Evaluation der Wirksamkeit einer schmerzadaptierten Version der Mindfulness-Based Cognitive Therapy an Migränepatienten – eine randomisierte kontrollierte Studie. www.uni-klinikum-freiburg.de/psychosomatik/forschung/sektion-komplementaermedizinische-evaluationsforschung/laufende-projekte.html, 22.12.2015

Singer, T., Seymore, B., O`Doherty, J., Kaube, H., Dolan, R.J., Frith, C.D. (2004): Empathy for Pain Involves the Affective but not Sensory Components of Pain. Science 303 (5661), 1157–1162

Singh, N.N., Lancioni, G.E., Winton, A.S.W., Adkins, A.D., Wahler, R.G., Sabaawi, M., Singh, J.(2007): Individuals with Mental Illness Can Control their Aggressive Behavior through Mindfulness Training. Behavior Modification, 31, 313–328

Smallwood, J., Schooler, J.W. (2006): The Restless Mind. Psychological Bulletin 132, 946–958

Smith, A., Graham, L., Senthinathan, S. (2007): Mindfulness-Based Cognitive Therapy for Recurring Depression in Older People: A Qualitative Study. Aging and Mental Health 11 (3), 346–357

Stein, M.B., Simmons, A.N., Feinstein, J.S., Paulus, M.P. (2007): Increased Amygdala and Insula Activation during Emotion Processing in Anxiety-Prone Subject. American Journal of Psychiatry 164, 318–327

Ströhle, G., Nachtigall, C., Michalak, J., Heidenreich, T. (2010): Die Erfassung von Achtsamkeit als mehrdimensionales Konstrukt: Die deutsche Version des Kentucky Inventory of Mindfulness Skills (KIMS-D). Zeitschrift für Klinische Psychologie und Psychotherapie 39 (1), 1–12

Suzuki, D.T. (1964): An Introduction to Zen Buddhism. Grove Press

Teasdale, J.D. (1988): Cognitive Vulnerability to Persistent Depression. Cognition and Emotion 2, 247–274

Teasdale, J.D., Dritschell, B.H., Taylor, M.J., Proctor, L., Lloyd, C.A., Nimmo-Smith, I., Baddeley, A.D. (1995): Stimulus-Independent-Thought Depends upon Central Executive Resources. Memory & Cognition 28, 551–559

Teasdale, J.D., Moore, R.G., Hayhurst, H., Pope, M., Williams, S., Segal, Z.V. (2002): Metacognitive Awareness and Prevention of Relapse in Depression: Empirical Evidence. Journal of Consulting and Clinical Psychology, 70, 275–287

Teasdale, J.D., Segal, Z.V., Williams, J.M. G., Ridgeway, V., Soulsby, J., Lau, M. (2000): Prevention of Relaps/Recurrence in Major Depression by Mindfulness-Based Cognitive Therapy. Journal of Consulting and Clinical Psychology 68 (4), 615–625

Veehof, M.M., Oskam, M.-J., Schreurs, K.M. G., Bohlmeijer, E.T. (2011): Acceptance-Based Interventions for the Treatment of chronic Pain: A Systematic Review and Meta-Analysis. Pain 152, 533–542

Wachs, K., Cordova, J.V. (2007): Mindful Relating: Exploring Mindfulness and Emotion Repertoires in Intimate Relationships. Journal of Marital and Family Therapy 33 (4), 464–481

Walach, H. (2008): Achtsamkeit als therapeutische Tugend. In: Forsch (Hrsg.) Komplementärmedizin 2008, 15, 105–112

Walach, H., Buchheld, N., Buttenmüller, V., Kleinknecht, N., Grossman, P., Schmidt, S. (2004): Empirische Erfassung der Achtsamkeit – die Konstruktion des Freiburger Fragebogens zur Achtsamkeit (FFA) und weitere Validierungsstudien. In: Heidenreich, T., Michalak, J. (Hrsg.): Achtsamkeit und Akzeptanz in der Psychotherapie. Deutsche Gesellschaft für Psychotherapie: Tübingen, 727–770

Wallace, B.A., Shapiro, S.L. (2006): Mental Balance and Well-Being. Building Bridges between Buddhism and Western Psychology. American Psychologist 61(7), 690–701

Weber, B., Jermann, F., Gex-Fabry, M., Nallet, A., Bondolfi, G., Aubry, J.-M. (2010): Mindfulness-Based Cognitive Therapy for Bipolar Disorder: A Feasibility Trial. European Psychiatry 25 (6), 334–337

Weidenfeller, S., Heidenreich, T., Michalak, J. (2013): In: Anderssen-Reuster, U., Meibert, P., Meck, S. (Hrsg.): Psychotherapie und buddhistisches Geistestraining. Methoden einer achtsamen Bewusstseinskultur. Schattauer, Stuttgart

Weischede, G., Zwiebel, R. (2009): Neurose und Erleuchtung, Anfängergeist in Zen und Psychoanalyse. Klett-Cotta, Stuttgart

Weiss, H., Harrer, M.E. (2010): Achtsamkeit in der Psychotherapie. Verändern durch „Nicht-Verändern-Wollen“ – Ein Paradigmenwechsel. Psychotherapeutenjournal 1,14–24

Weiss, M., Nordlie, J. W., Siegel, E. P. (2005): Mindfulness-Based Stress Reduction as an Adjunct to Outpatient Psychotherapy. Psychotherapy and Psychosomatics, 74, 108–112

Wetzel, S. (2014): Achtsamkeit und Mitgefühl. Mut zur Muße statt Hektik und Burnout. Klett-Cotta, Stuttgart

Wetzel, S. (2011): Aufmerksamkeit, Achtsamkeit und Erwachen – buddhistische Perspektiven. In: Reddemann, L. (Hrsg.): Kontexte von Achtsamkeit in der Psychotherapie. Kohlhammer, Stuttgart

Zainal, N. Z., Booth, S., Huppert, F. A. (2012): The Efficacy of Mindfulness-Based Stress Reduction on Mental Health of Breast Cancer Patients: A Meta-Analysis. Psycho Oncology 2013 Jul 22(7): 1457–1465. doi: 10.1002/pon.3171

Zeidan, F., Martucci, K. T., Kraft, R. A., McHaffie, J. G. Coghill, R. C. (2014): Neural Correlates of Mindfulness Meditation-Related Anxiety Relief. Social Cognitive and Affective Neuroscience 9, 751–759

Autorin und Danksagungen

Petra Meibert ist Diplom-Psychologin, MBSR- und MBCT-Lehrerin und arbeitet seit vielen Jahren als Ausbilderin und Supervisorin für beide Methoden. Von 2008 bis 2014 war sie stellvertretende Leiterin des Instituts für Achtsamkeit und Stressbewältigung (IAS). Sie engagiert sich seit seiner Gründung vor 10 Jahren als 2. Vorsitzende im Berufsverband der MBSR- und MBCT-Lehrerenden. Sie hat langjährige Erfahrung im Leiten von 8-wöchigen MBSR- und MBCT-Kursen.

Sie hat Aus- und Weiterbildungen in tiefenpsychologisch orientierter Körper- und Atemarbeit (Rebirthing, reichianische Atemarbeit, Regressionsanalyse sowie Hakomitherapie) gemacht und erhielt ihre MBSR-Ausbildung im IAS. Sie vertiefte ihre Erfahrungen im Unterrichten von MBSR in Fortbildungen mit Jon Kabat-Zinn, Saki Santorelli sowie am Center for Mindfulness in Medicine, Health Care and Society, UMASS Medical School. MBCT lernte sie bei Mark Williams und Ferris Urbanowski, Oxford Mindfulness Center der University of Oxford. Unter supervisorischer Begleitung von Prof. Williams und in Zusammenarbeit mit Prof. Michalak hat sie eine MBCT-Ausbildung entwickelt.

Sie verfügt über eine mehr als 25-jährige eigene Übungspraxis in Achtsamkeitsmeditation und achtsamer Körperarbeit mit LehrerInnen aus verschiedenen Traditionen (Vipassana, Tibet. Buddhismus) sowie einer 3-jährigen Training Unity in Duality bei Tarab Tulku Rinpoche.

Petra Meibert hat an verschiedenen Forschungsprojekten zu MBCT an der Ruhr Universität Bochum mitgearbeitet, u.a. an einer Studie zu MBCT bei chronischer Depression und war von 2010 bis 2012 wissenschaftliche Mitarbeiterin an der Universität Zürich, Institut für Hermeneutik und Religionsphilosophie. In einer Arbeitsgruppe unter Leitung von Prof. Dr. J. Michalak, Uni Hildesheim und PD Dr. Simon Peng-Keller, Uni Zürich, hat sie einen Fragebogen zur Erfassung von Grundvertrauen entwickelt.

Petra Meibert gehört zu den führenden Vertretern, die achtsamkeitsbasierte Methoden in Deutschland bekannt gemacht haben, und sie engagiert sich schwerpunktmäßig in der Ausbildung von MBCT-Lehrern sowie der Integration von achtsamkeitsbasierten Methoden in Psychotherapie und Beratung, speziell im psychosozialen Arbeitsfeld. Hierzu hat sie zusammen mit Prof. Dr. J. Michalak und Jörg Meibert das Achtsamkeitsinstitut Ruhr gegründet, in dem u.a. eine MBCT-Ausbildung angeboten wird: www.achtsamkeitsinstitut-ruhr.de.

Die Autorin möchte besonders Andrea Führer danken für die umfangreiche Unterstützung beim Erstellen des Evaluationskapitels. Ein weiterer Dank gilt auch Sabine Weidenfeller für ihre kompetente Rückmeldung zu einzelnen Kapiteln und insbesondere zu Recherchefragen sowie Jörg Meibert für das Verfassen des Abschnittes über den achtsamen Umgang mit Schmerzen und die hilfreiche Unterstützung bei der Darstellung der Fallbeispiele.

Sachregister

Leseprobe

Leseprobe aus

Mirjam Tanner: Compassion Focused Therapy – Mitgefühl im Fokus

Zusamenfassung

Die CFT hat ihre Wurzeln in der Evolutionspsychologie, Neurobiologie und Bindungslehre. Dabei hebt sie besonders die funktionale Analyse und Entwicklung basaler sozialer Motive hervor. Sie bringt diese in Zusammenhang mit drei verschiedenen Emotionsregulierungssystemen. Zum einfacheren Verständnis werden das Alarm- und Selbstschutzsystem, das Antriebs- und Anreizsystem und das Beruhigungs- und Fürsorgesystem unterschieden.

Vor über 200 Millionen Jahren entwickelten unsere Vorfahren eine Reihe neuer kognitiver Kompetenzen wie die der Vernunft, Reflexion, Vorausschau, Vorstellungskraft, Mentalisierung und vor allem auch der Entwicklung eines Sinnes für das eigene Selbst im sozialen Kontext. Diese neuen Fertigkeiten können mitbeteiligt sein an erheblichen Schwierigkeiten bei der Organisation älterer motivationaler und emotionaler Systeme. Die CFT postuliert deswegen, dass die komplexe Zusammenarbeit älterer und neuerer Gehirnfunktionen uns potentiell anfällig macht für destruktives Verhalten und die Entwicklung psychischer Erkrankungen. Die CFT betont daneben aber mindestens genauso die Notwendigkeit und Dringlichkeit, dass wir Menschen unsere verbindenden, fürsorg-

reinhardt
www.reinhardt-verlag.de

lichen und altruistischen Qualitäten und Verhaltensweisen weiter entwickeln und im Alltag vermehrt umsetzen. Unser Potential dazu bildet die Möglichkeit, oben erwähnten möglichen destruktiven Impulsen etwas Kraftvolles entgegen zu halten und das Verhalten mehr zu modulieren. Die CFT hebt so die Bedeutung der Entwicklung unseres Mitgefühls, unserer Verbundenheit und Fürsorglichkeit für eine gesunde Organisation unserer neurobiologischen Funktionen hervor. Sie erachtet diese als Basis von prosozialen und mental gesunden Lebenswegen.

Für die klinische Arbeit postuliert die CFT zusammenfassend folgende Punkte:

- Das menschliche Gehirn ist vornehmlich durch soziale Prozesse für soziale Prozesse entwickelt. Die Mechanismen dabei werden zunehmend verstanden und in die psychotherapeutische Arbeit integriert.
- Als zentrale Prozesse, die unsere Emotionen und unseren Sinn für unser Selbst regulieren, gelten unsere Kapazität der Fürsorglichkeit, Verbundenheit und Zugehörigkeit.
- Psychische Schwierigkeiten sind häufig verwurzelt in gestörten sozialen Interaktionen, welche von einem Defizit an Fürsorglichkeit von und für andere und an (Selbst-) Mitgefühl begleitet sind.
- Scham und ausgeprägte Selbstkritik sind verbreitete Symptome, häufig mit sozialer

Leseprobe

Funktion und besonders bei affektiven Störungen wie Depressionen.
Solchen Symptomen kann durch das Nähren des Beruhigungs- und Fürsorgesystems wirksam begegnet werden.

- Der Therapeut ist für Klienten ein lebendiges menschliches Modell, das Mitgefühl ausdrückt und weitervermittelt.
- Der Therapeut ist eine Figur der sicheren Bindung. Er bildet eine sichere Basis, von welcher aus Klienten mit ihren schmerzhaften Belastungen und leidvollen Erfahrungen arbeiten können.

(...)